図解 眠れなくなるほど面白い

炭水化物の話

北里大学北里研究所病院
糖尿病センター長
山田 悟
Yamada Satoru

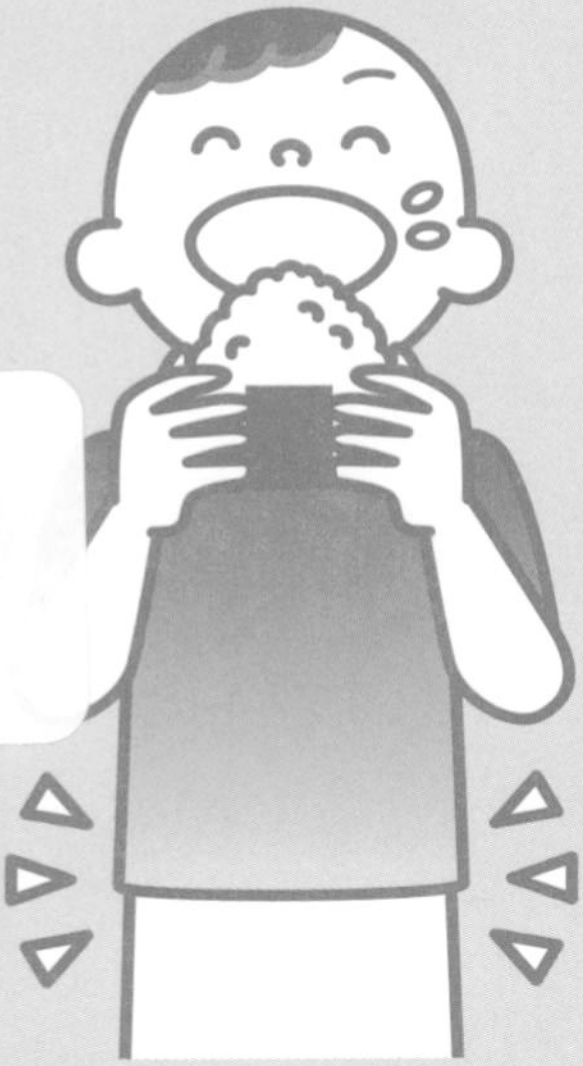

日本文芸社

はじめに

昨今ようやく、ダイエット※や病気予防のためには、カロリー制限を意識するよりも、炭水化物（糖質）の摂り過ぎに注意するべきという意識が浸透してきたと感じています。炭水化物（糖質）の過剰摂取が血糖値の急な上昇を生み、結果として、カロリーの過剰摂取を契機にして、肥満やさまざまな病気につながるため、炭水化物の摂取量には気を付けようという考え方です。

ただ、その一方で、「炭水化物を一切摂ってはいけない」「炭水化物を抜くべきだ」という誤解が生まれているようにも感じます。

炭水化物をゼロにしようとする食事は可能ですが、長続きしません。大好きだったご飯や麺類、スイーツをすべて食べないという食事は我慢の連続で、失敗して当然です。食事は毎日のこと。食事の見直しで健康的にダイエットするためには、〝やめる〟ではなく〝工夫する〟が大切です。

また、炭水化物をすべて断ってしまうと食物繊維も抜いてしまうことになります。炭水化物＝糖質ではないことも、正しく知られていません。正確には、炭水化物＝糖質＋食物繊維なのです。

私のおすすめする食事法は、炭水化物を摂ってもＯＫ。スイーツの間食もＯＫ。お腹いっぱい食べる。ストレスなしで食事を楽しめます。面倒なカロリー計算も不要。運動だって無理して行う必要はありません。それでも、血糖値が改善する一方で、筋肉量は減りません。

炭水化物や糖質制限の正しい知識を手に入れれば、お腹いっぱい食べながらダイエットできて、あらゆる病気を遠ざけます。〝上手な不摂生〟を楽しむつもりで続けてみてください。本書が、皆さんが食事を楽しみながら健康になるための一助となれば幸いです。

北里大学北里研究所病院糖尿病センター長　山田　悟

※本書でいう「ダイエット」とは、「その人にとっての理想のボディイメージにその人の体格を近づけること、もしくはそのための食行動」という意味です。

もくじ

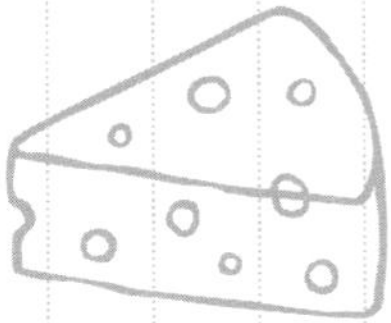

第3章 炭水化物のギモン

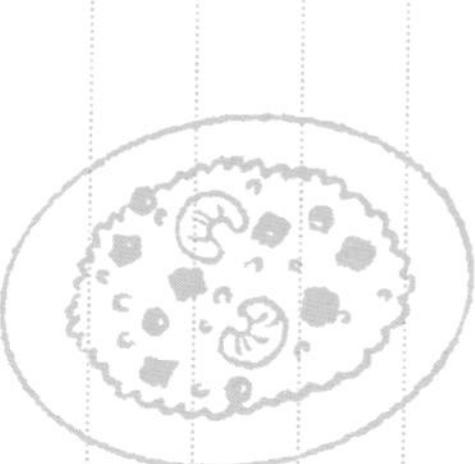

COLUMN

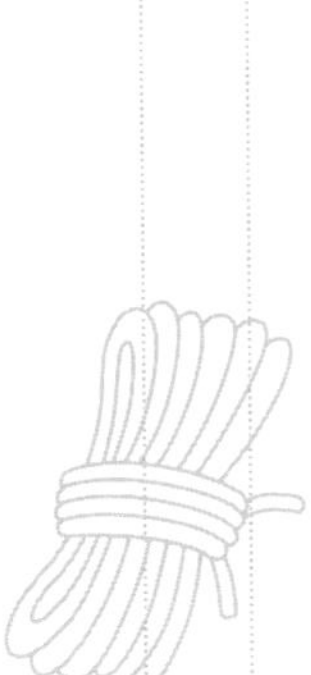

COLUMN 1

ダイエット時の おすすめ主食ランキング

山田式の食事法では、食後高血糖を防ぐために、糖質量を控えることに加えて、脂質とタンパク質を一緒に摂ることがポイントです。ここではその観点から、ダイエット中におすすめの主食をランキングで紹介します。

パスタおすすめランキング

1位 カルボナーラ 生クリームの脂質とベーコンのタンパク質も一緒に摂れるから

2位 ペペロンチーノ オリーブオイルをたっぷりかけるとよりgood

3位 和風 しょう油やみりんに注意。キノコ入りなら食物繊維が摂れる

BAD ミートスパゲッティ
ソースや砂糖の糖質が高め！

BAD ナポリタン
ケチャップは糖質たっぷり！

ご飯ものおすすめランキング

1位 チャーハン 卵と鶏肉でタンパク質が摂れ、油も使うから

2位 カツ丼 タンパク質と脂質が摂れる。甘いタレに要注意

3位 TKG 卵かけご飯はタンパク質が摂れる。ご飯は少なめに。

BAD カレーライス
ルゥの小麦粉と具のじゃがいもが高糖質。

BAD オムライス
チキンライスとトッピングのケチャップで W 糖質

パンおすすめランキング

1位 クロワッサン バターがたっぷりだから脂質が摂れる

2位 ロールパン 生地にバターや卵をふんだんに使用

3位 フランスパン オリーブオイルやバターをたっぷり塗ると◎

4位 食パン
8 枚切りのものにバターをたっぷり塗って

BAD 菓子パン
名前の通り、お菓子と心得るべし！

第1章

炭水化物を食べたら痩せられない？

炭水化物＝太ると聞いて、
炭水化物を一切摂らないという
ダイエットをする人も多くいます。
まずは、炭水化物のことを
正しく知りましょう。

糖質＝炭水化物ではない

甘いものだけが糖質とは限らない

まず「糖質」と「炭水化物」、この2つの違いをしっかり把握することからはじめましょう。三大栄養素という言葉をよく耳にすると思いますが、これは人間が活動するために必要なエネルギーになるもので、**炭水化物、脂質、タンパク質の3つがそれにあたります。**炭水化物はご飯やパン、うどん、パスタなど主食として摂る穀類以外に、さつまいもやじゃがいもなどのイモ類、砂糖やはちみつ、さらに果物にもたくさん含まれている栄養素です。

そして**この炭水化物から食物繊維を抜いたものが糖質となります。**糖質はさらに、単糖類、二糖類、オリゴ糖類、多糖類、糖アルコールなどに分類されます。糖質は甘いと思われがちですが、甘くないイモ類やかぼちゃ、おせんべいなども多糖類であるでんぷんの含有率が高いため、食べ過ぎれば、糖質を多く摂ることにつながります。

かつて、「炭水化物抜きダイエット」が注目されたことがありましたが、**炭水化物を抜いてしまうと、糖質に加え、食物繊維まで抜くことになります。**食物繊維は脂質やタンパク質同様、人間の活動には必要なものであり、糖質を摂取した際の血糖値の上昇をおだやかにする役目を果たすこともわかっています。**減らすべきは糖質のみなのです。**

炭水化物とは糖質に食物繊維を足したもの

炭水化物 ＝ 糖質 ＋ 食物繊維

炭水化物は糖質と食物繊維からなり、糖質にはさらに、単糖類、二糖類（単糖類が2つ結合）、多糖類などがある。

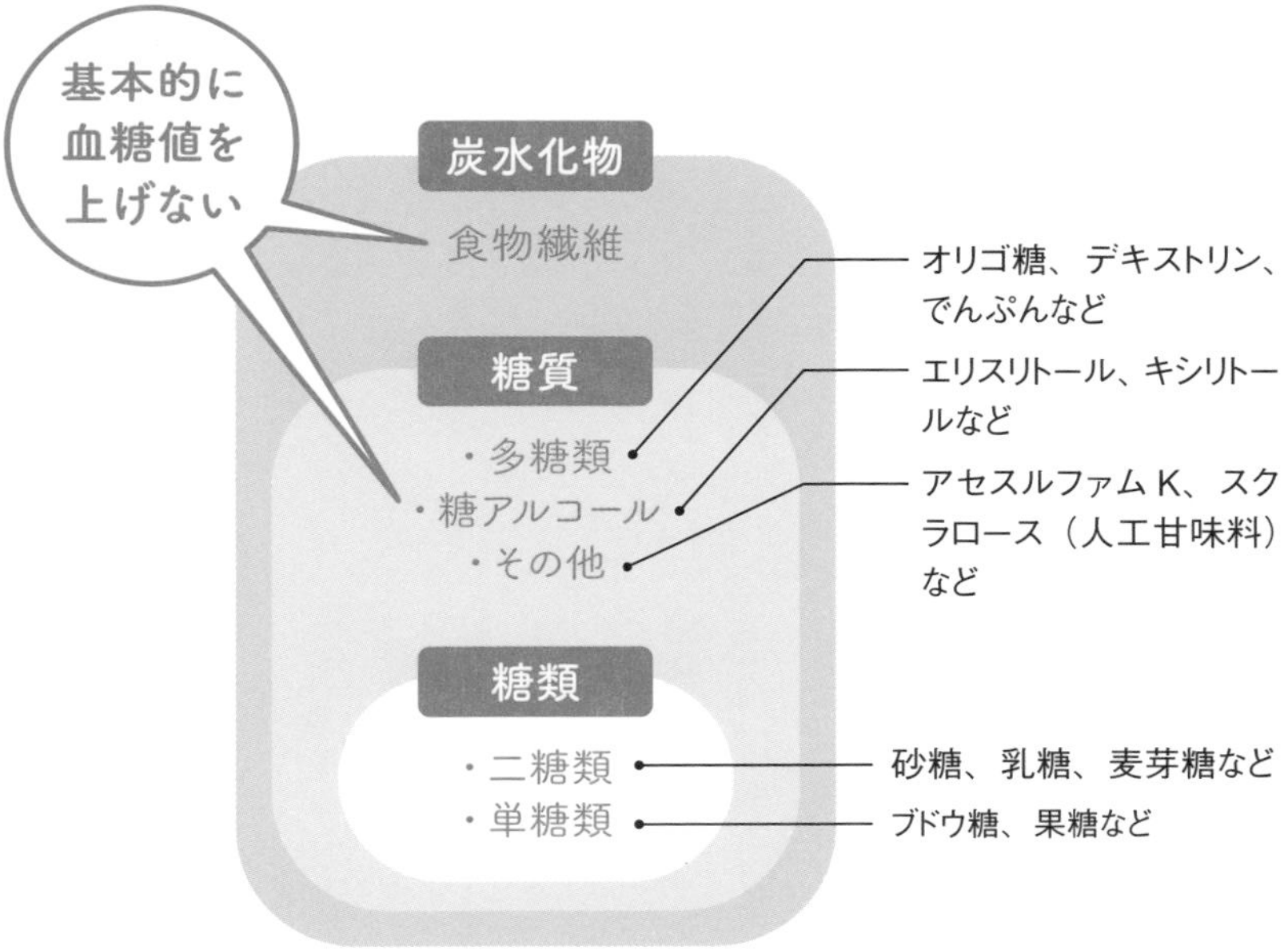

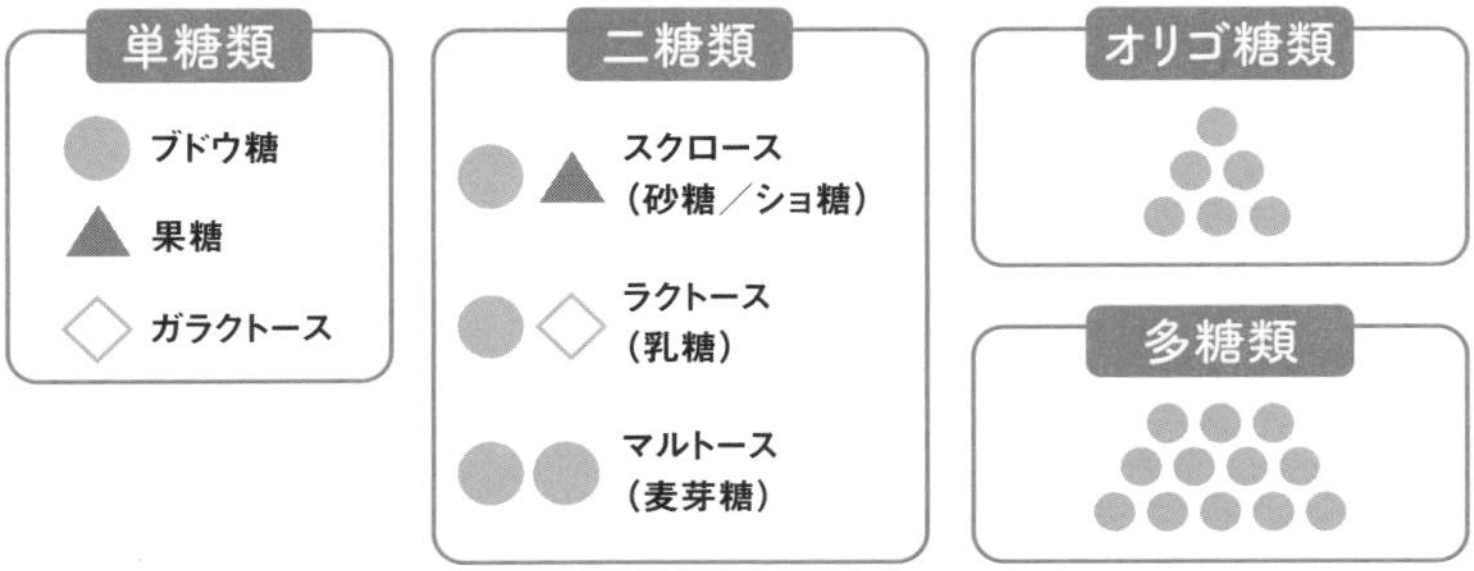

第1章

糖質を摂り過ぎるとどうなるの？

糖質過多は深刻な病気のはじまり

高血糖は糖尿病患者のみならず、**誰もが気を付けなければいけません。**血糖値とは血液の中に溶けているブドウ糖の濃度のこと。食事で摂った糖質は胃や腸の消化管で分解・吸収され、肝臓を経由して血液の中に流れ込みます。このとき、血液中にブドウ糖があふれるため、食後の血糖値はいったん上がります。血液中のブドウ糖はすぐに筋肉や脂肪、脳、内臓などに取り込まれるため、しばらくすると血糖値は平常に戻ります。ところが、糖質を摂り過ぎると、処理が追いつかず血液中のブドウ糖濃度は下がりません。**食後高血糖と呼ばれる状態です。**

食後高血糖を放っておくと、さらなる血糖異常を引き起こし、空腹時高血糖を経由して糖尿病になります。そもそもそれ以前に、血糖下降の際の飢餓《きが》感からエネルギー摂取過剰を介して、肥満、高血圧、脂質異常症といった生活習慣病にもつながります。この状態が繰り返されると、血管にさまざまなストレスを与え、動脈硬化症（マクロアンギオパチー）から心筋梗塞、脳梗塞などのリスクを高めます。この**「メタボリック・ドミノ」と呼ばれる負の連鎖は、まさにこの糖質過多からはじまるのです。**[*1、2]

脳卒中や心不全、がんなど深刻な病気を引き起こす前に糖質過多や食後高血糖を解消する。それが病気予防の一番の早道なのです。

糖質過多があらゆる病を招く

糖質の摂り過ぎが原因でさまざまな病気に至ることを示した「メタボリック・ドミノ」。ドミノ倒しのように、次々と病気を引き起こしてしまう。

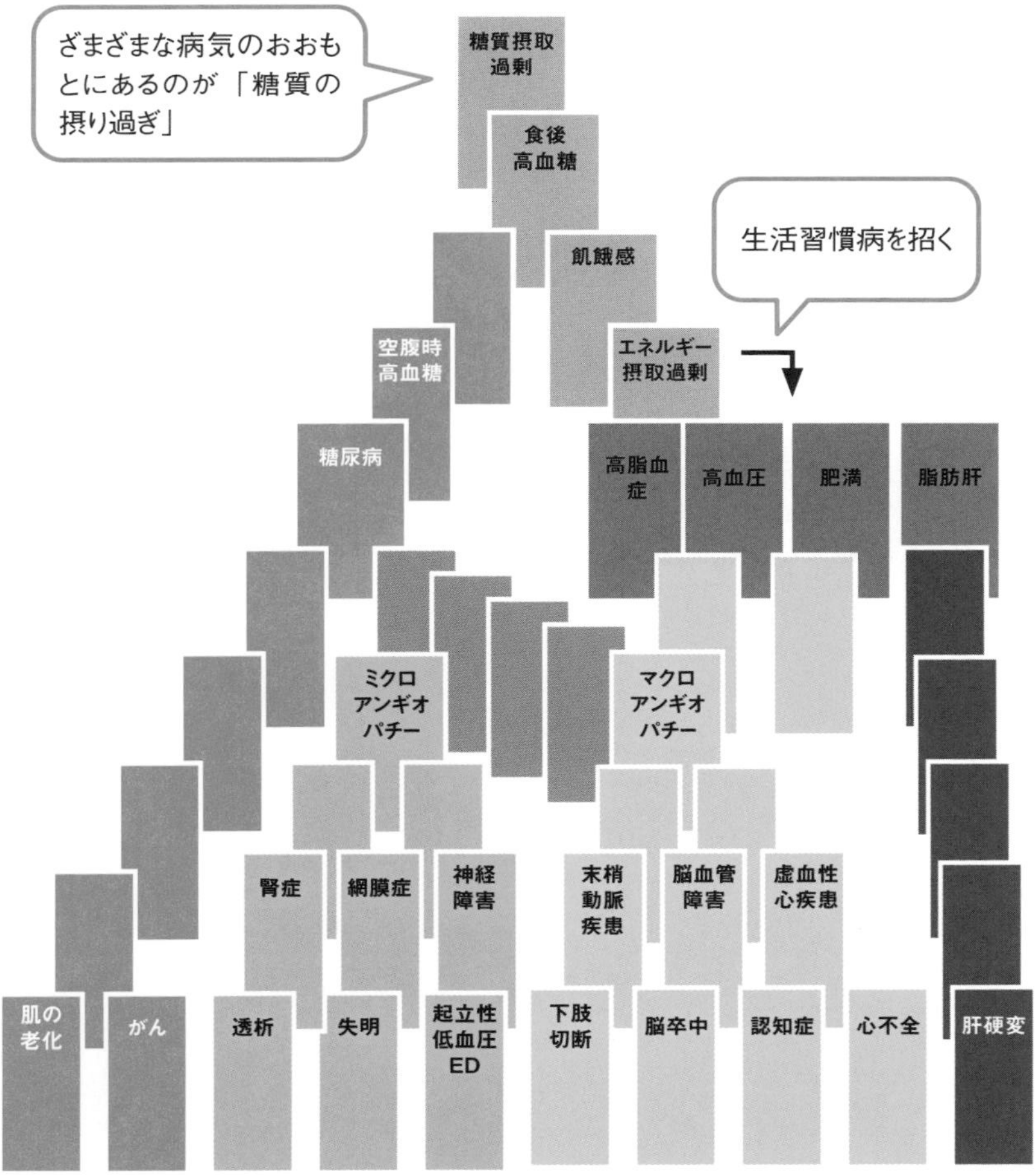

※［伊藤裕．日本臨床 2003,61,1837-1843］より［JAMA Intern Med 2018,178,1090-1103］を踏まえ改変

糖質を摂らないとどうなるの？

極端な糖質制限は失敗のもと

　糖質過多を防ぐために、いつもの食事から糖質を**ゼロにすることはおすすめできません。**糖質量は1回の食事で20～40g、間食で10g、**1日の合計は70～130gが目安です。**これはゆるやかな糖質コントロールを目指す「ロカボ」（40ページ参照）が提唱する適正糖質量。

　1日の糖質摂取量の上限130gは、2006年に米国糖尿病学会が定めた糖質制限食の定義に合致しています。[*3] その根拠として、**ブドウ糖しかエネルギー源にできない赤血球やブドウ糖を好む脳細胞が利用する1日のブドウ糖量があげられます。**逆にいうと、インスリン分泌が不足していても確実に処理しきれる糖質量といえます。

　一方、理論的には、糖質の最低限の必要量はゼロ。ブドウ糖が肝臓でつくられるからです。肝臓本来の働きはブドウ糖の放出。24時間脳や体がブドウ糖を消費していても、就寝中に低血糖にならないのは、新陳代謝で血液に放出されたタンパク質（アミノ酸）や脂質（グリセロール）といった栄養素、乳酸といった糖質の代謝産物などを、肝臓がブドウ糖に変えて体の各器官に届けているからです。**この働きを「糖新生《とうしんせい》」と呼びます。**その量が1日で150g。[*4] 食事で糖質を摂取しなくても、ブドウ糖を必要とする血液中の赤血球や脳にちゃんと運ばれるのです。

糖新生のしくみ

肝臓には、糖質以外の物質（乳酸やアミノ酸、グリセロールなど）により、糖をつくり出す働きがある。

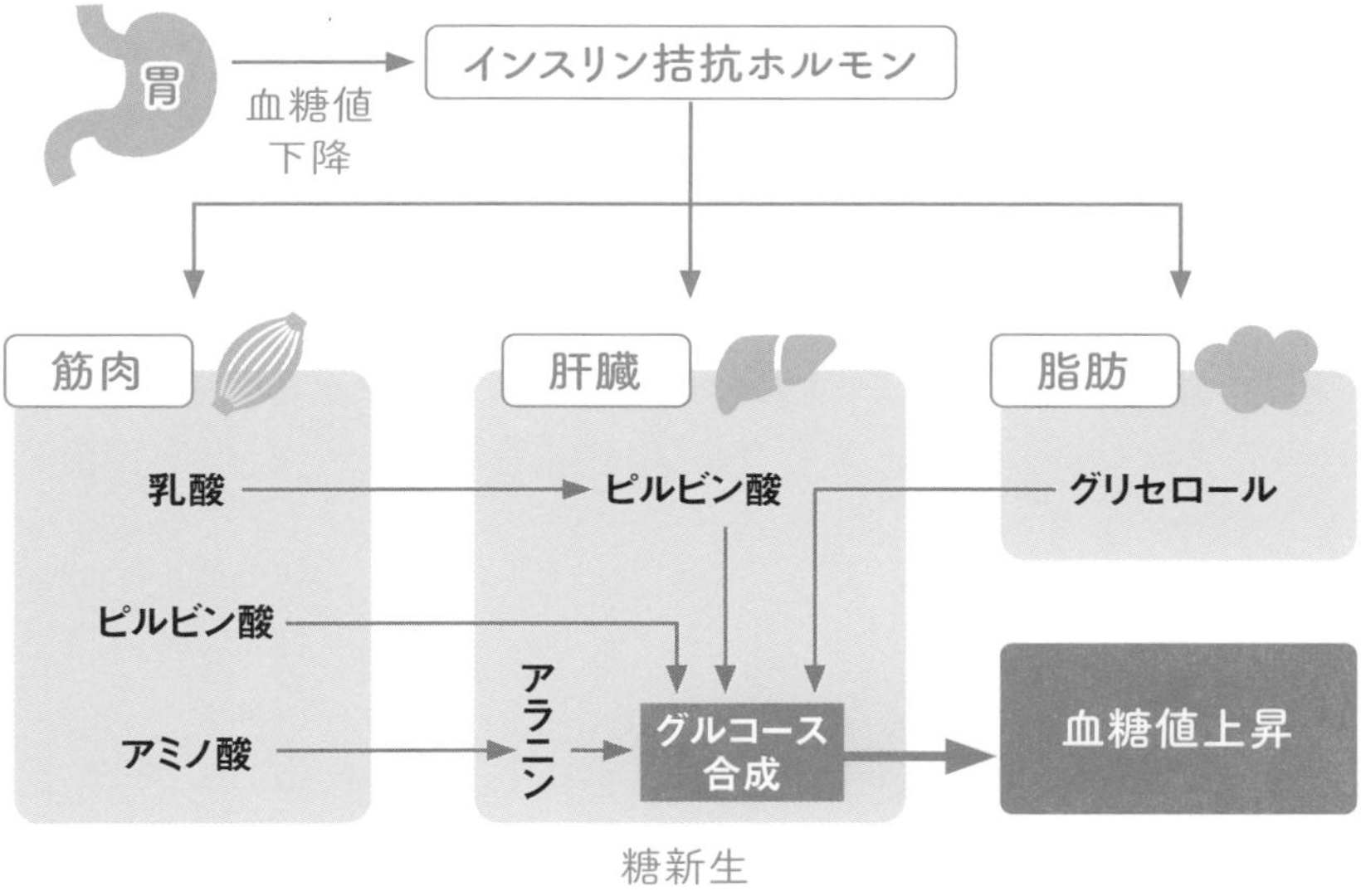

糖質を摂らなくても本来は大丈夫

口から糖質を摂取しなくても、肝臓で赤血球・脳に補給するブドウ糖をつくることができる。

ただし、糖尿病の方は糖新生の量が１日で250 g くらいに増加する。寝ているだけで血糖値が上昇するのは、糖新生が高ぶっているから。

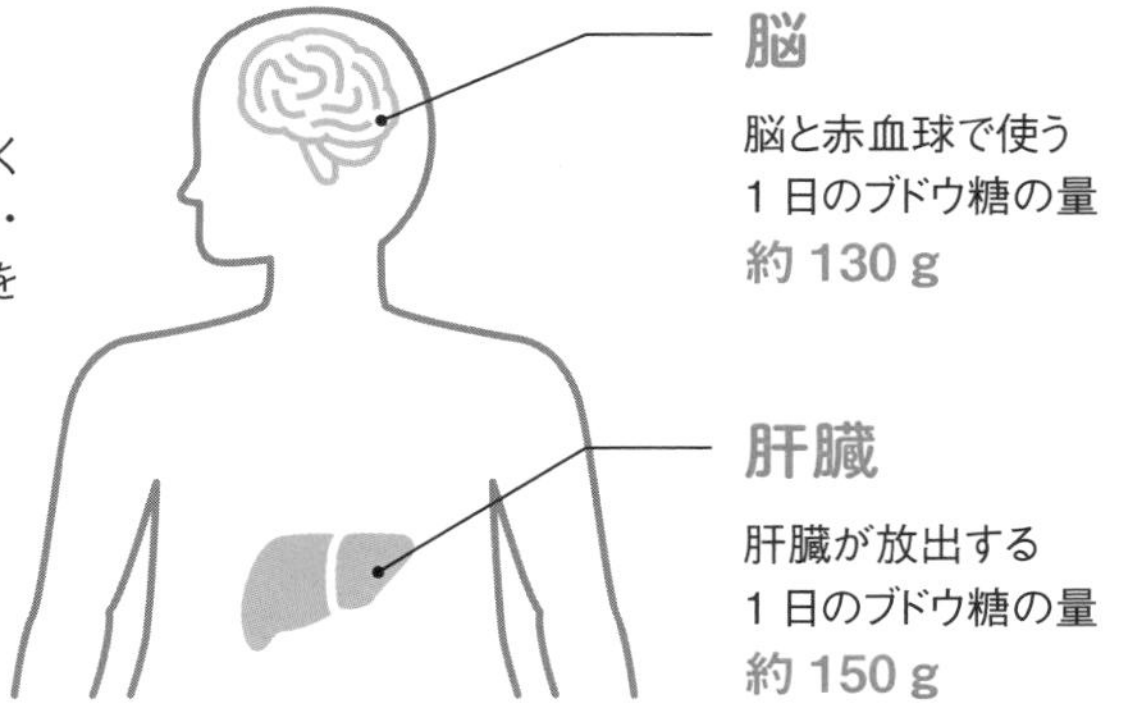

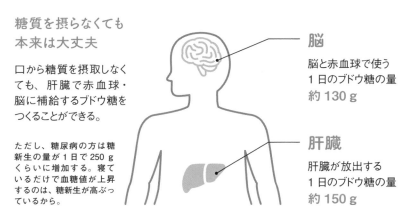

第1章

炭水化物を食べても太らない食べ方

主食を減らす、おかずを増やす!

ダイエットに取り組んでいるものの、なかなか痩せない人は**食後高血糖が起きるような量の糖質を摂っていることが原因の可能性大です。**食後に血糖値が上がると、しばらくしてインスリン(血糖を一定の範囲に収める働きをするホルモン)が多量に分泌され、血液中のエネルギー源を脂肪細胞に取り込みます。その際の急峻《きゅうしん》な血糖の下降が飢餓感をつくります。すなわち、食後の短時間で**血糖値が急激に上昇したり降下したりする「血糖値スパイク」から飢餓感が生じ**、さらに食べることになるのです。

満腹感を得ながらダイエットを成功させるには**糖質を控え、代わりに脂質やタンパク質をお腹いっぱい摂ることです。**食事量を減らす必要もありません。例えば、定食でご飯を半分にし、その分、小鉢を増やすなどです。また、最近では「低糖質」をうたった食品も多く、コンビニエンスストアやスーパーで手軽に購入できますので、それらに置き換えてみるというのも、1つの方法です。

ダイエットのために**カロリー摂取を意識的に減らすと、最もエネルギー消費の大きい筋肉から落ちかねません。**体重は減っても、筋肉は落ち、やがてリバウンドして体脂肪だけは着実に増えていき、美しい体型は維持できません。上手に糖質を制限し、まずは内臓脂肪を落としましょう。

お腹いっぱい食べても大丈夫

エネルギーや食事量を減らすと、空腹に耐えられずリバウンドしてしまう。糖質は減らすが、脂質とタンパク質を増やすことで、食事量を減らさず満腹感を得ることが大切。

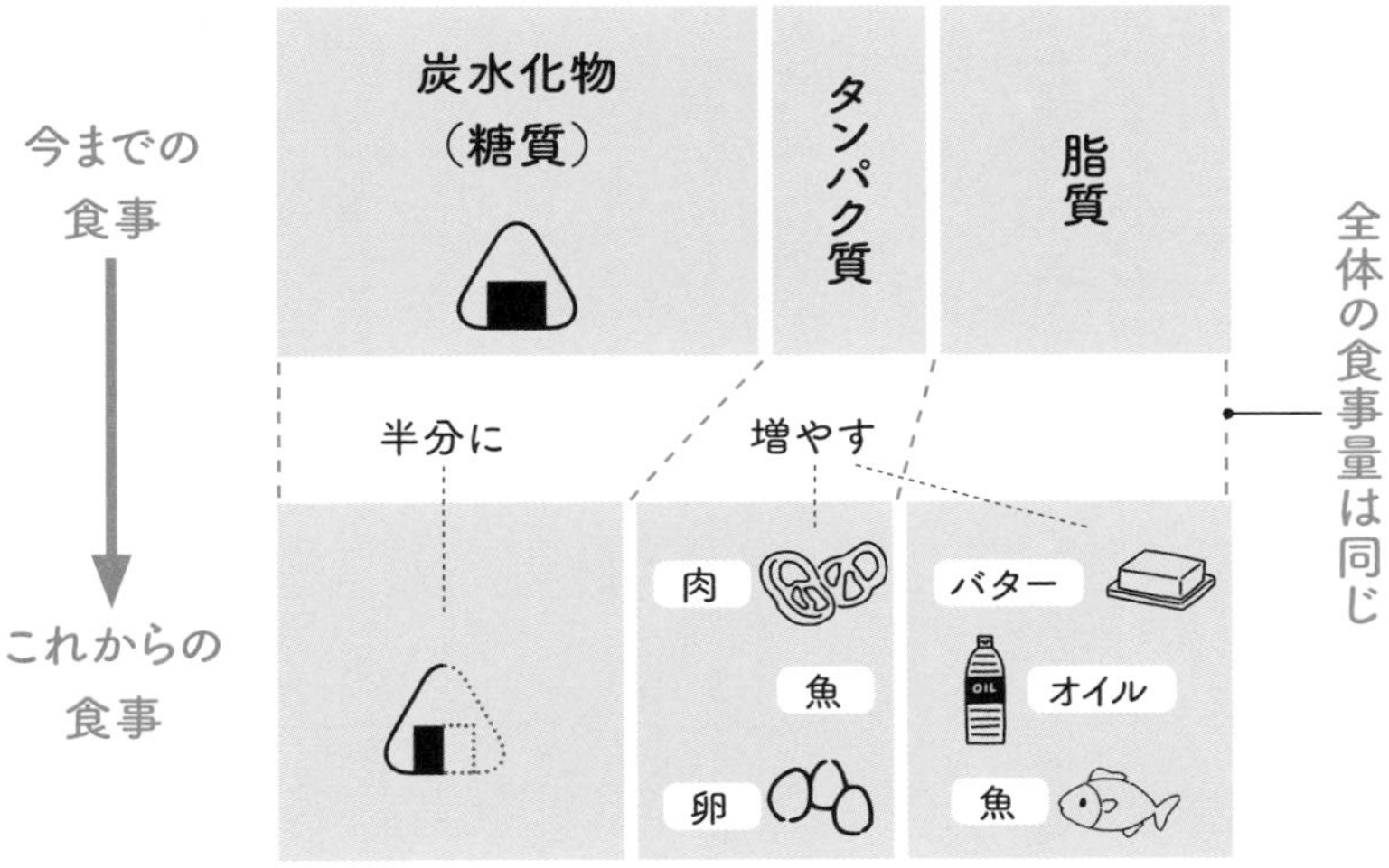

ポイント

①糖質を減らす

②タンパク質を増やす

③脂質を増やす

④食事量は変えない（お腹いっぱいが目安）

→ お腹いっぱいにする

↓

満腹でも太らない！

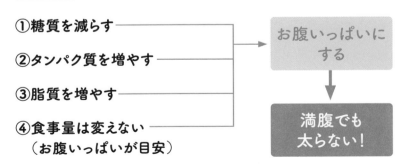

1日どれくらいの炭水化物量がベスト?

少ない糖質で満足するためには?

血糖値が上がることを防ぐために、糖質を一切摂らなければいいのかというと、そうではありません。その理由は長続きしないからです。例えば、ご飯やうどん、ラーメン、パスタをはじめ、果物もお菓子も食べない生活を想像してみてください。なんとも味気ないうえに、ストレスも溜まると思いませんか。

さらに、**糖質を含む食品の多くが食物繊維も含んでいるため、糖質断ちをすれば同時に食物繊維の摂取量も激減してしまいます。**おいしい食事を楽しみながら、血糖値を下げられるのが「ロカボ」です。**ゆるやかな糖質制限が可能で、リバウンドもしません。**

「ロカボ」における1食の糖質量は20~40gです。この量を効率よく摂取する方法は3つあります。**1つ目は主食とおかずで半分ずつ摂る方法です。**糖質20gは、ご飯50gに匹敵しますので、主食もおかずも少なめに抑えるという食べ方です。おにぎり1個、あるいは4枚切りの食パン1枚が糖質40gですので、**主食で糖質をもう少し摂っておかずをゼロに近づけるというのが2つ目の方法。3つ目は、主食を食べず、おかずだけで糖質20~40gを摂るという方法です。**

これらの食べ方を日替わりのルーティンで実行するなどして、無理なく続けられる習慣を身に付けていきましょう。

1日・1食あたりの糖質摂取量は？

1日・1食の糖質量をゼロにするのは避け、減らすことからチャレンジを。1食あたり20～40 gと幅を持たせているので、自分の食事スタイルに合わせて調整できる。

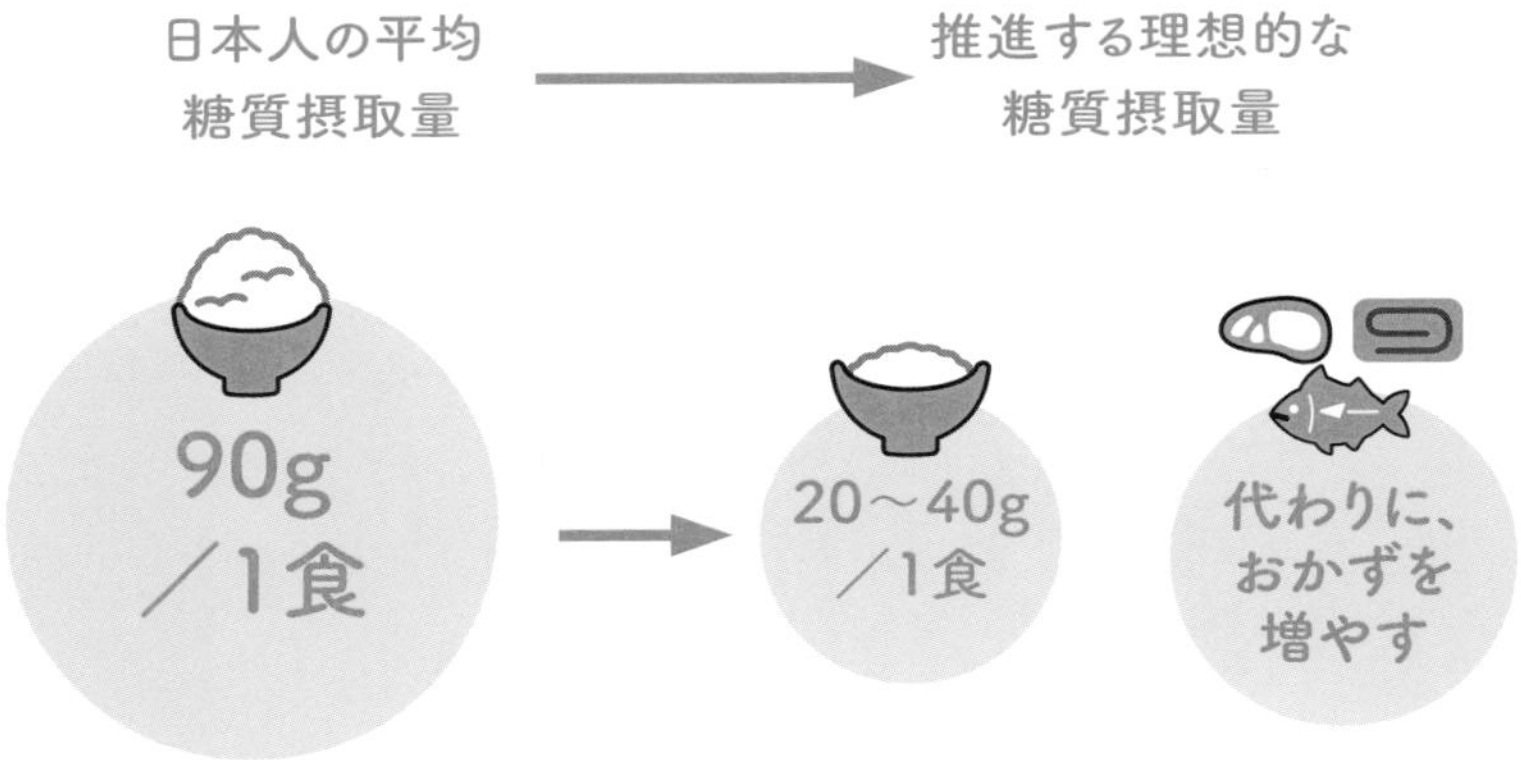

糖質と食物繊維を合わせた炭水化物量としてのベストは決め難いところだが、糖質は減らし、食物繊維は増やしたほうがよい。また、食物繊維をサプリメントで摂取した場合、食品から摂取した場合と同様のメリットがあるかどうかは確認されていない。

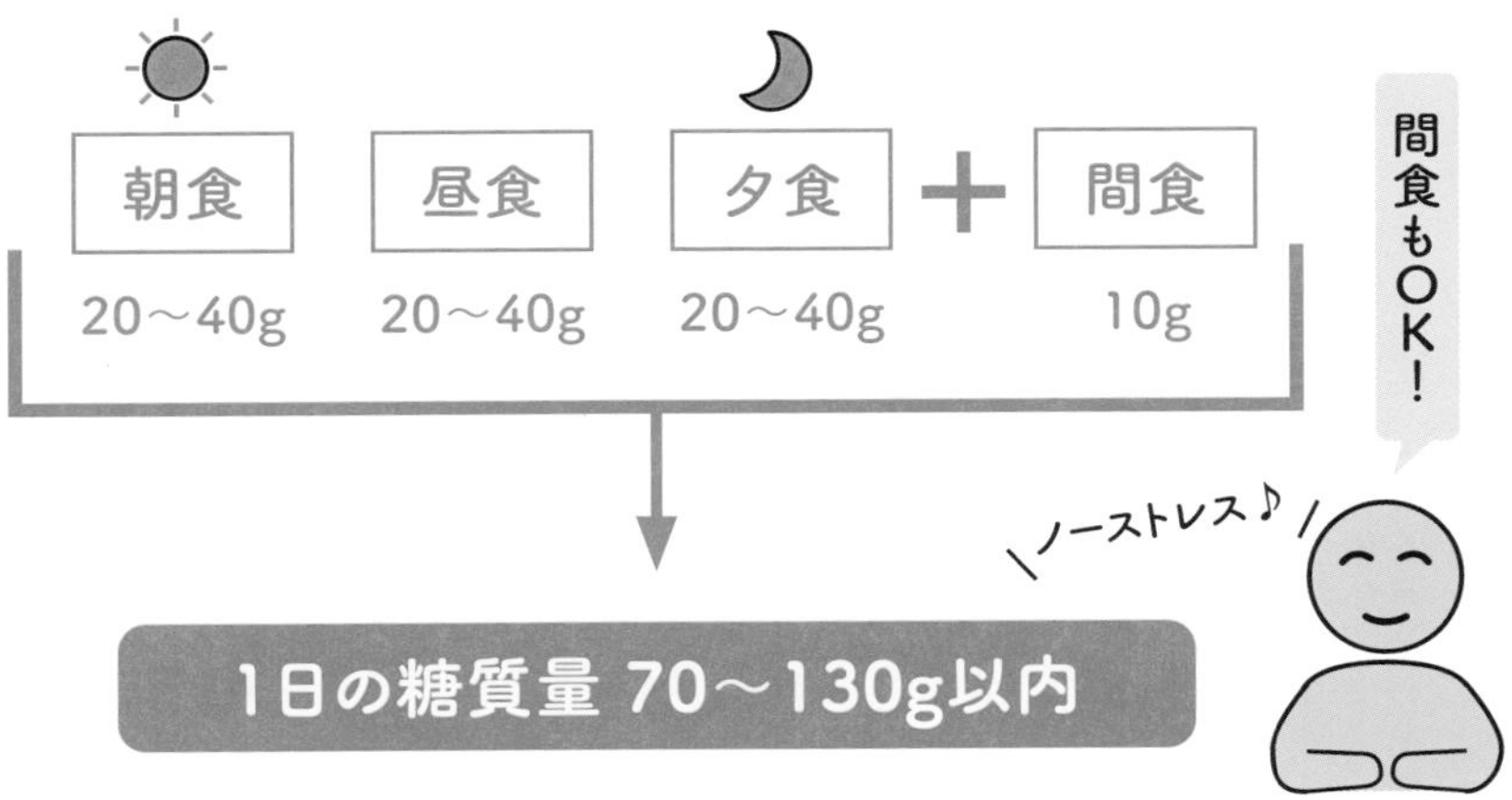

第1章

炭水化物抜きダイエットがダメな理由

我慢はリバウンドを招きやすい!

一時期「炭水化物抜きダイエット」が注目されたことがありました。しかし、炭水化物を抜けば糖質は制限できますが、同時に炭水化物の中に含まれる食物繊維まで抜くことになってしまいます。**三大栄養素といわれる脂質やタンパク質は血糖値の上昇をなだらかにしてくれますが、食物繊維もその働きをもっています。**血糖値を下げるために炭水化物を抜いた結果、食物繊維が摂取できなくなり、マイナス効果につながる場合もあるかもしれません。

しかも、18ページでもお話ししたように、ご飯やうどん、パスタなどを主食にしてきた人が、それらをいきなり断つことはきっとツライはず。**我慢が続かず、その反動からドカ食いしてしまう恐れもあります。**当然リバウンドにつながります。

そこで、**ご飯やパンを完全に断つのではなく、半分にする。**これなら、食べたい欲も叶えられますし、主食を減らした分、おかずをたっぷり食べられます。そうすれば、満腹感が長く持続しますので、無駄な間食をする必要がなくなります。糖質40gのおにぎりを1個食べて1食分の糖質を摂取してしまうより、ご飯を控えて、おかずのトンカツを1枚追加するほうが、糖質は抑えられるうえに、満足感も満腹感も得られるはずです。

炭水化物抜きダイエットは続かない！

炭水化物は一切摂らないという食事。炭水化物は食物繊維も含んでいるので、食物繊維もゼロになってしまう。血糖値を上げる糖質のみを減らせばよい。

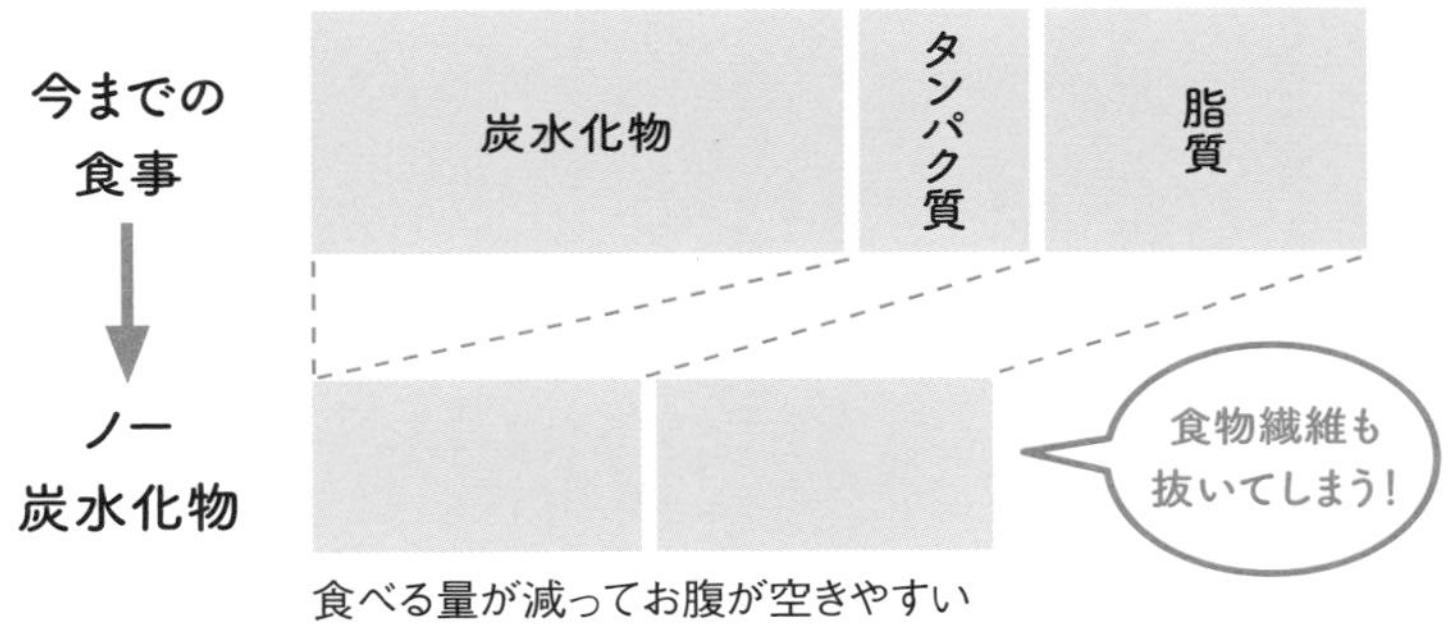

エネルギー制限食はリバウンドしがち

栄養バランスを考えながら全体の食事量を減らす。タンパク質や脂質も減りがち。１食食べ過ぎたら、次の１食を減らし、総摂取エネルギー量を調節する。

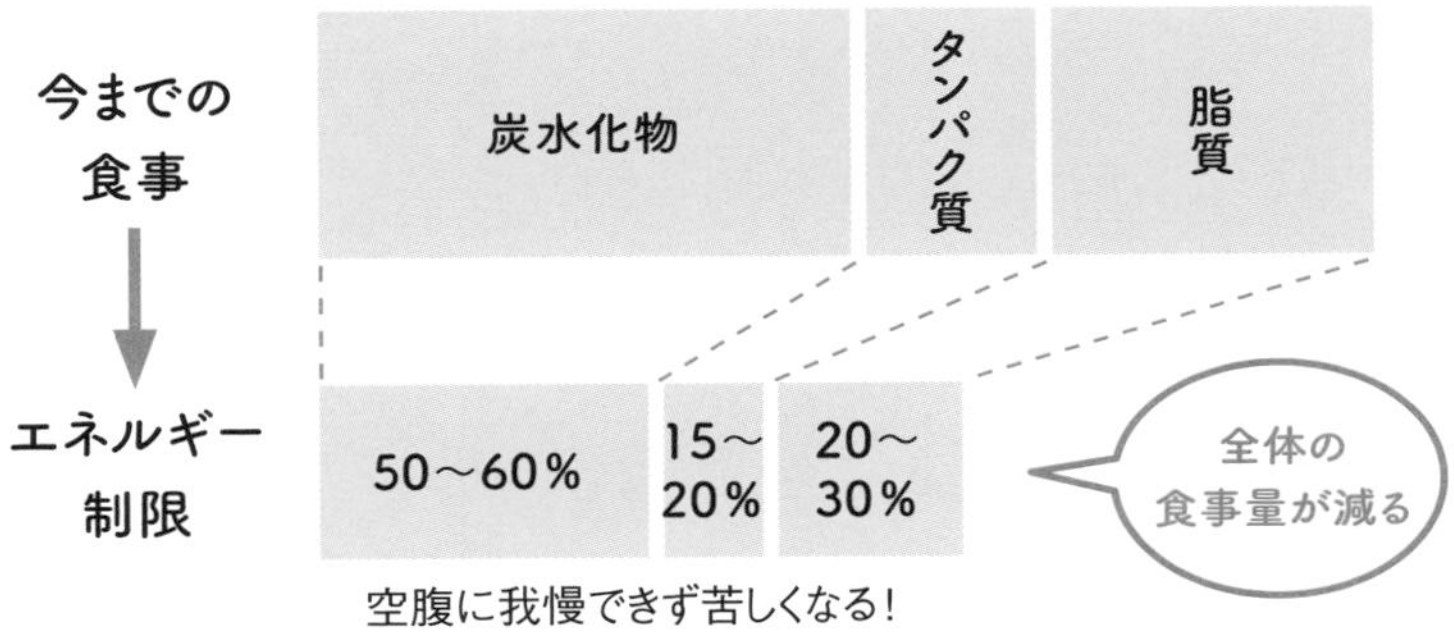

主食だけが炭水化物ではない

野菜や果物も炭水化物

「炭水化物」と聞くと、ご飯やパン、麺類などの主食をはじめ、じゃがいもやさつまいもといったイモ類を思い浮かべる人は多いと思います。確かにこれらの食品には炭水化物が多く含まれますが、実はこんにゃくや大豆などにも炭水化物は含まれています。注目してほしいのは糖質の含有量です。例えば、ご飯100g（お茶碗1杯）の糖質含有量は約38gですが、同じ量のこんにゃくでは0・1gです。

糖質制限を成功させるコツは、こうした糖質含有量の少ない食品を日々のメニューに上手に取り入れることです。ご飯やパンなど主食を半分にした分、こんにゃくや大豆を使ったおかずを多めに食べれば糖質量は抑えられますし、満腹感も得られます。最近はこんにゃくやおからを麺状に加工した食品も多数売られていますので、主食をそれらに代えるというのも1つの方法でしょう。

野菜類はイモ類やトウモロコシやかぼちゃなど一部のものを除けば、**ほとんどが低糖質ですので、多めに食べても問題ありません。**一方、健康のために朝フルーツを食べるという人は多いと思いますが、**果実類はどれも糖質を多く含みます。**バナナ1本の糖質は約20gで、1食分の糖質量全量の半分に相当しますので、果物が好きな人は食べる量に気を付けましょう。

炭水化物を分類してみると

炭水化物を分類してみたのが下の表。糖質量の多い／少ないで分けたので、食事の際、参考にしつつ選ぶとよい。

	糖質量の多い食品	糖質量の少ない食品
穀類	米（ご飯、もちなど）、小麦（パン類、麺類、小麦粉、餃子の皮、ピザ生地など）	—
イモ類	さつまいも、じゃがいも、やまいも、春雨、くず	こんにゃく
豆類	小豆、いんげん豆、えんどう豆、そら豆、ひよこ豆、レンズ豆	大豆、大豆製品（豆腐、納豆、油揚げ、湯葉など）、枝豆
野菜類	くわい、かぼちゃ、とうもろこし、れんこん、ゆりね	あさつき、おくら、かぶ、カリフラワー、キャベツ、きゅうり、ごぼう、小松菜、しそ、ぜんまい、大根、たけのこ、玉ねぎ、チンゲン菜、とうがらし、トマト、なす、にがうり、ニラ、にんじん、ねぎ、白菜、バジル、パプリカ、ピーマン、ブロッコリー、ほうれん草、もやし、レタスなど
果実類	イチゴ、みかん、りんご、ドライフルーツ	アボガド、オリーブ、ココナッツ
キノコ類	—	すべてOK
海藻類	—	すべてOK
魚介類	—	すべてOK
肉類	—	すべてOK
卵類	—	すべてOK
乳類	コンデンスミルク（練乳）、加糖されたヨーグルト	左記以外OK
油脂類	—	すべてOK

なるべく控えたい

お腹いっぱい食べてよい

クイズ形式で炭水化物（糖質）量を知ろう

ダイエット中に食べるならどっち？

食品を購入する際、外食でメニューを選ぶ際、どちらのほうがおすすめか、クイズ形式で紹介します。

Q.1

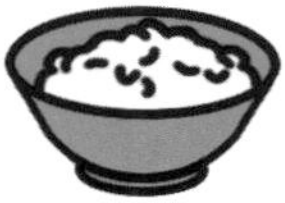

ご飯

VS

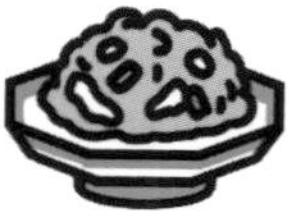

チャーハン

Q.2

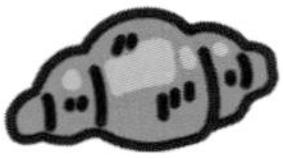

クロワッサン

VS

食パン

Q.3

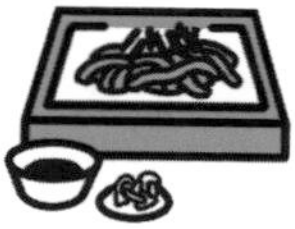

とろろざるそば

VS

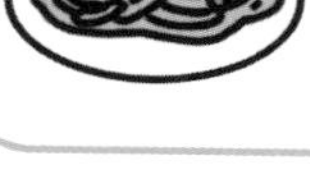

カルボナーラ

Q.4

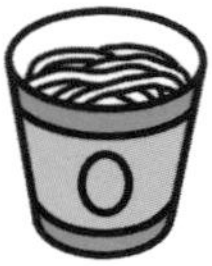

こんにゃく麺

VS

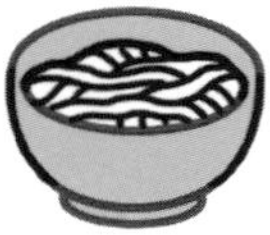

春雨ヌードル

A.1

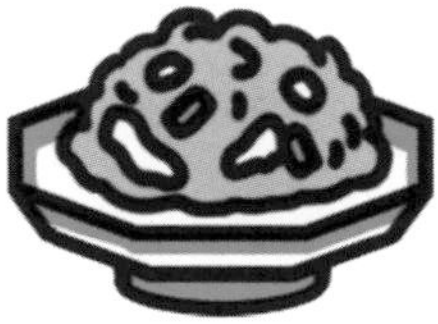

チャーハン

血糖値の上昇を抑えるには脂質とタンパク質を摂ることが必要。卵を混ぜて油で炒めるチャーハンなら**脂質とタンパク質が同時に摂れるので血糖値の上昇を防げる。**

A.2

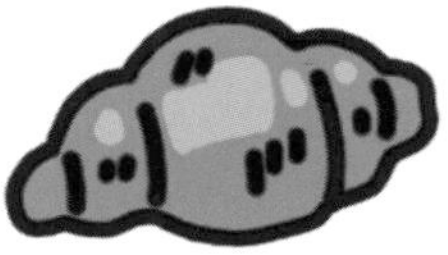

クロワッサン

6枚切りの食パン1枚の糖質量は約27g。クロワッサンは1個約14gで焼く際にバターを使っているので**脂質も摂取できる。ハムやチーズを挟めばタンパク質もプラス。**

A.3

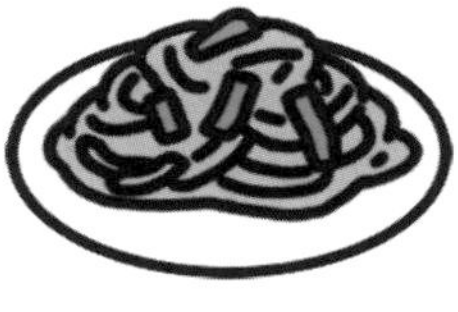

カルボナーラ

パスタもそばも糖質は高いが、カルボナーラの具材はベーコン、卵、生クリームと**どれも低糖質で脂質たっぷり**。一方、とろろそばの場合、長いもなのでさらに高糖質。

A.4

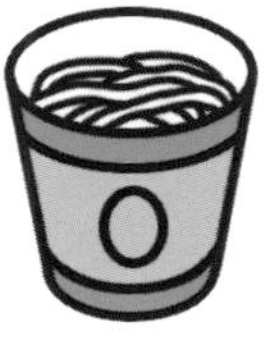

こんにゃく麺

ヘルシーイメージな春雨だが、緑豆などのでん粉が原料のため成分のほとんどが糖質。**こんにゃくの主成分は食物繊維なので血糖値が上がる心配はなし。**

クイズ形式で炭水化物（糖質）量を知ろう

ダイエット中に食べるならどっち？

食品を購入する際、外食でメニューを選ぶ際、どちらのほうがおすすめか、クイズ形式で紹介します。

Q.5

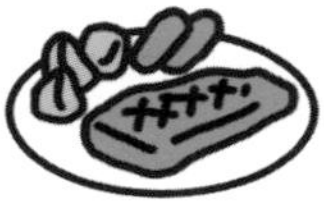

サーロインステーキ

VS

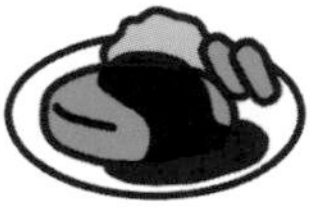

デミグラスソースハンバーグ

Q.6

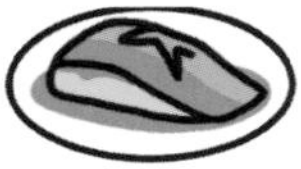

煮魚

VS

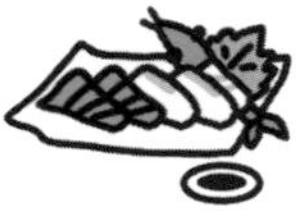

刺身

Q.7

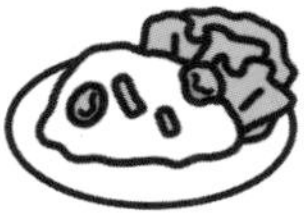

ポテトサラダ

VS

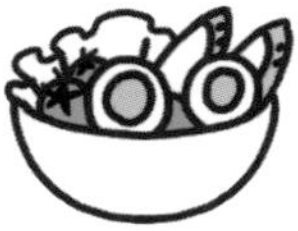

卵サラダ

Q.8

おにぎり

VS

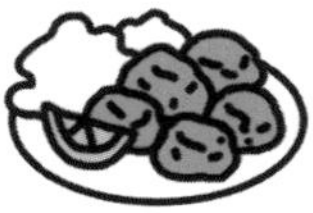

唐揚げ

A.5

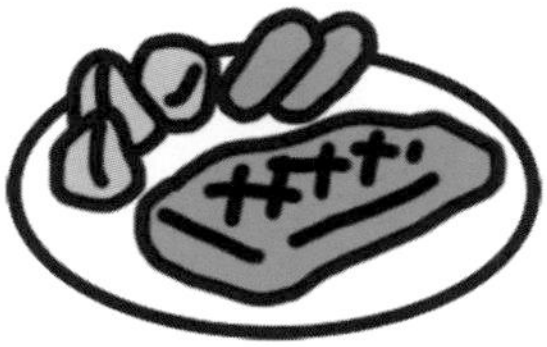

サーロインステーキ

ステーキは糖質を控え、**タンパク質をたっぷり摂ることができるので特におすすめ**。ハンバーグはつなぎを抑えて、デミグラスソースを**おろしポン酢などに代えればよい**。

A.6

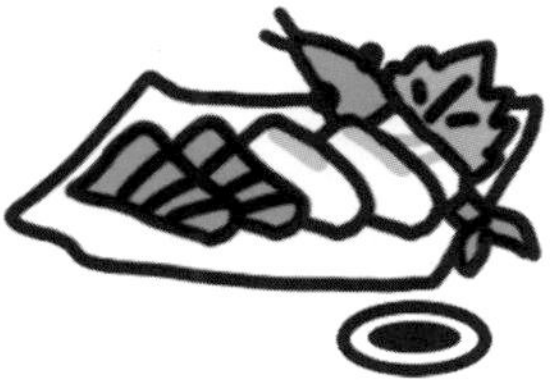

刺身

和食には糖質が高いメニューが多いが、**中でもみりんや砂糖で味つけしている煮魚は要注意**。刺身は低糖質だが、**しょう油の付け過ぎは塩分過多で高血圧の原因に**。

A.7

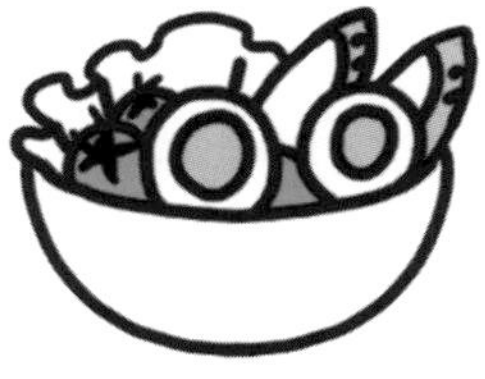

卵サラダ

タンパク質とマヨネーズの**脂質を一緒に摂れて、食物繊維豊富な野菜を加えた**卵サラダは優秀な低糖質メニュー。じゃがいもメインのポテトサラダは糖質が高い。

A.8

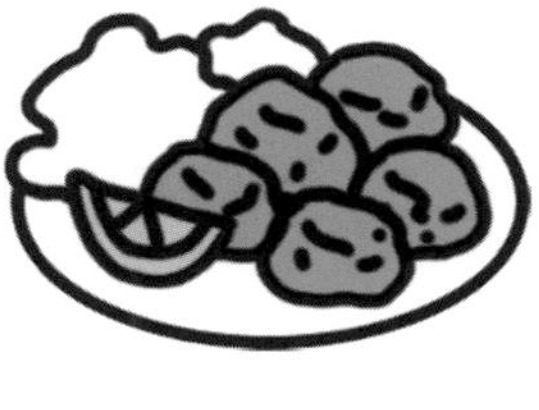

唐揚げ

おにぎり1個の糖質量は約40gだが、唐揚げなら5個で約10g。**唐揚げだけで満腹にしてもいいし、ご飯茶碗半分(糖質約20g)と一緒に食べてもロカボの範囲内となる**。

「"隠れ糖質"を探せ」ページも要チェック48～51ページで紹介しています

食後15分の散歩で痩せやすくなる

キツい運動は必要なし!

運動することで筋肉への血流が増えると、**ブドウ糖が細胞の中に取り込まれやすく、インスリンの効果が高まり、急性の反応として血糖値は低下します。**とはいえ、ジムに通って本格的なトレーニングをする必要も、急に運動をはじめなきゃと焦る必要もありません。運動の習慣を付けることよりも、日々の食事を見直すことのほうがはじめやすく、効果も出やすいからです。

食習慣の改善が出てきて、運動もしたいと思ったら、まず食後に15分、散歩することからはじめてみましょう。外食の帰りに15分散歩しながら帰るというのもOKです。

ただし、何をどれくらいやればよいかにこだわるのはよろしくありません。**「何やってもよい、いつやってもよい、やればやるほどよい、ケガしない限り」の精神で捉えてください。**

毎日少しの時間でもいいので継続することが大切。運動を週に1~2回しかしない人でも、何もしていない人よりは死亡リスクが低くなっているというエビデンスがあります。心臓病やがんによる死亡率も軽減します。**最初は週1回からはじめ、慣れてきたら少しずつ回数を増やしていきましょう。**理想的でなくても長く続ける、これが重要です。散歩などの有酸素運動だけでも十分ですが、筋トレを組み合わせると効果はより高まります。

食事療法こそ最も安全で効果的な減量法

食事で糖質制限を行った200人を1年間追跡し、体重と血糖値（HbA1c）の変化を調べた研究がある。痩せている人は体重が増え、肥満のある人は体重が減り、どちらの人も血糖値が改善した。

区分	BMI	人数
痩せ（低体重）	18.5未満	9
普通体重	18.5以上25未満	73
肥満1度	25以上30未満	74
肥満2度	30以上35未満	29
肥満3度以上	35以上	9

体重の増減率（%）

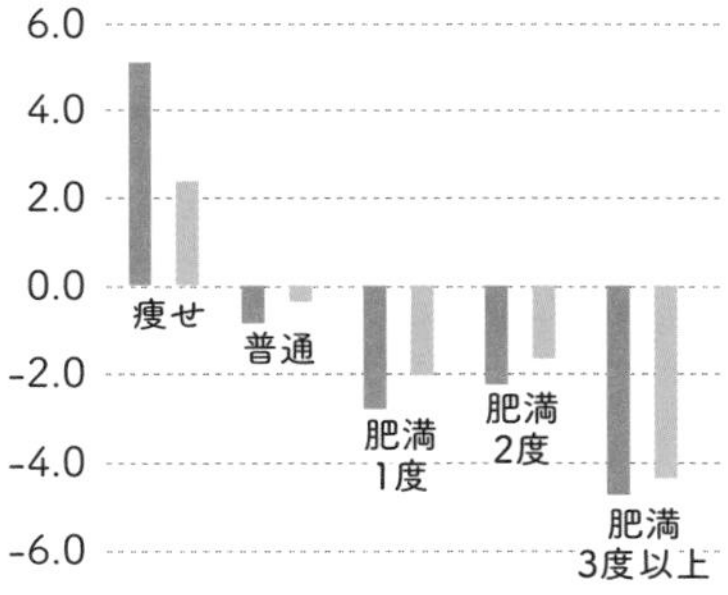

HbA1cの増減率（%）

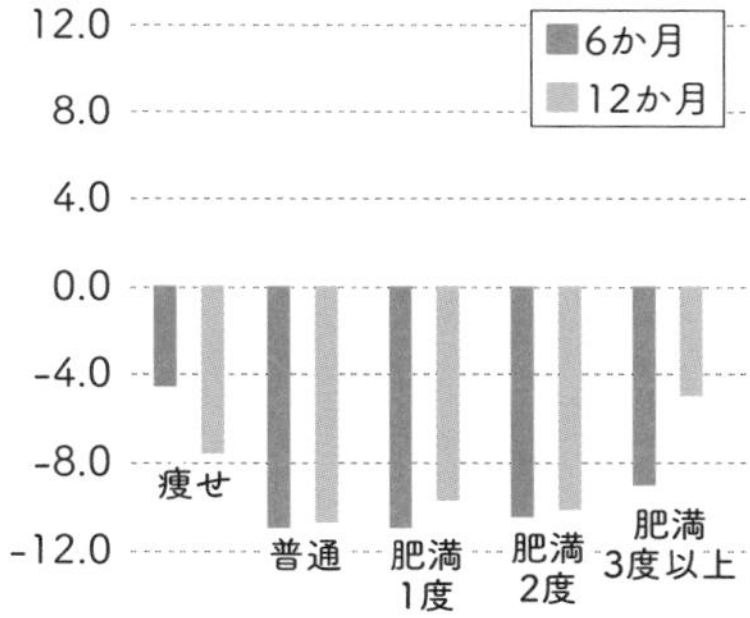

※［keio J med 2017,66,33-43］をもとに作成

運動するなら週1でOK

運動は筋力や骨の強化・維持、心臓や肺機能の強化・維持など健康向上にはおすすめ。ただ、運動習慣のない人や運動が苦手という人は、急に激しい運動をせず、散歩やラジオ体操など軽めのものからはじめるのがベスト。毎日やる必要もなし。

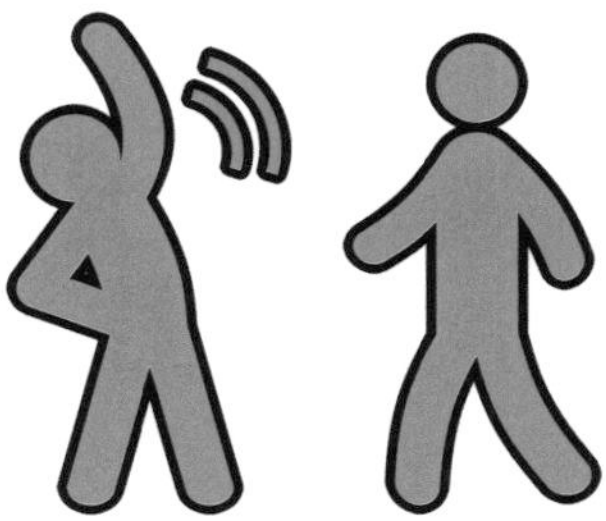

COLUMN 2

グルテンフリーって何?

食の楽しみを半減させ
実は危険かもしれない

テニスプレイヤーのジョコビッチ選手が実践したことで注目を集めた「グルテンフリー」。グルテンとは小麦や大麦などに含まれるタンパク質の一種で、摂取することで「グルテン不耐症」と呼ばれるアレルギー症状を起こす人がいます。**そうした人たちのために考案されたのが「グルテンフリー」という食事法です。**

米をあまり食べない欧米人の場合、パンや揚げ物の衣などに含まれる小麦粉を避けるグルテンフリーは、結果的に糖質制限につながるわけです。ただし、グルテン不耐症のない人がグルテンフリーを実践しても何もメリットはありません。*

しかも、日本でグルテンフリーを実践しようとすると、小麦粉の代わりに米の摂取をすすめられがちです。**小麦粉を避けても米をたくさん食べれば、高血糖を招きかねません。**しかも、パンも揚げ物も口にできないとなれば、食事の楽しみも半減してしまいますよね。流行に惑わされず、健康を守るためにはロカボを確実に実践しましょう。

* BMJ 2017; 357: j1892

第2章

太らない
炭水化物の賢い食べ方

炭水化物を摂りながら

適正な体重・体格を目指すことは可能です。

キーワードは血糖値です。

血糖値を上げないようにしながら、

上手に炭水化物を摂る方法を紹介します。

日本人の6人に1人が血糖異常!?

血糖値は誰もが気にするべき数値

三大栄養素の、脂質、タンパク質、そして炭水化物の中の食物繊維に血糖値を上げる働きはありません。むしろ、**これらの栄養素は食後高血糖を抑制します。血糖値を上昇させるのは、基本的に糖質だけです。**血糖値とは血液中を流れるブドウ糖の濃度のこと。ご飯やパンなどに含まれる糖質（でんぷん）が体内に入ると、消化酵素などの働きによってブドウ糖に分解され、血液中に流れ込みます。そのため、一時的に血糖値は上がりますが、血液中のブドウ糖が増えると、すい臓からインスリンが分泌されます。インスリンの働きによって、ブドウ糖は筋肉や脂肪など、体の各細胞に取り込まれエネルギーとして利用されます。その結果、食後しばらくすると、血糖値は空腹時の数値に戻ります。

体の各細胞に取り込まれなかったブドウ糖が血液中に多く残っていると、食後高血糖が続くことになります。**血糖値を安定させるためには、食事で摂る糖質の量をコントロールすることが必要です。**自分は特に血糖値が高くないから大丈夫という油断は禁物。**日本には血糖異常者が約2000万人いて、約6人に1人にあたるとされています（空腹時血糖での検討）。**食後高血糖も含めて検討した中国人のデータでは、成人の2人に1人は血糖異常だったので、日本人でも同様の結果になると思われます。

糖質を体内に取り込むしくみ

食べ物を通して体内に取り込まれた糖質は、ブドウ糖として分解・吸収されて血液中に流れ込む。そして、各組織へ送られる。

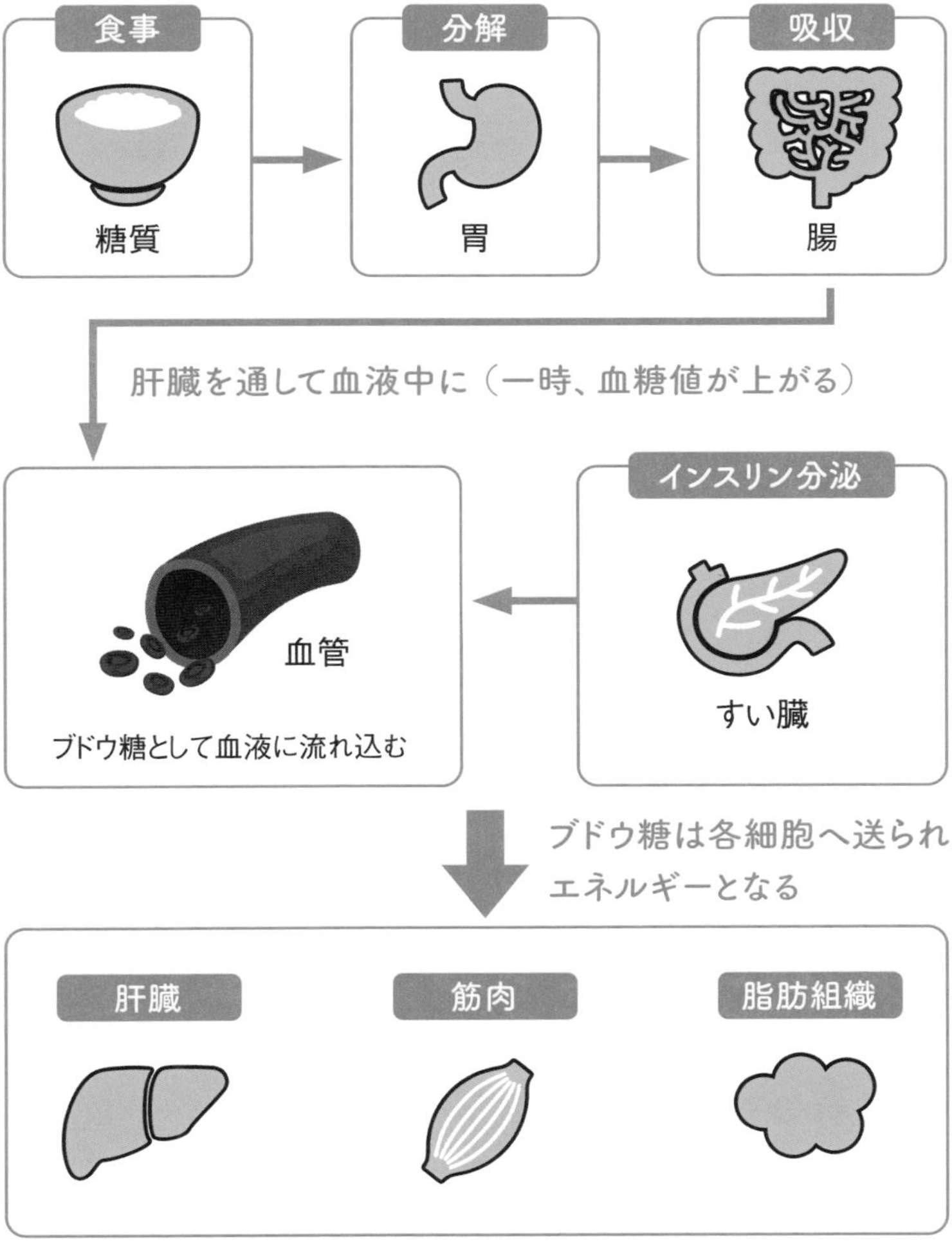

第2章

健康診断ではわからない食後高血糖に注意

健康診断の結果を過信しない

定期的な健康診断で正常値だからといって、安心してはいけません。一般的な健康診断で測るのは、**空腹時血糖値です。場合により赤血球中のブドウ糖との結合割合を見る「ヘモグロビン（Hb）A1c」※も測定されます。**しかし、血糖異常はまず食後高血糖として現れます。

たとえ食後に血糖値が上がっても、3時間ほどすると正常な血糖値に戻るため、**空腹時血糖値だけを測定する通常の健康診断では、異常が見つかりにくいのです。**平均値（HbA1c）の異常も同様です。一方、前述の中国人を対象にした研究では、食後血糖値まで調べると、成人の2人に1人の割合で血糖異常が起きていることがわかっています。[*1]

もう1つ問題なのは、**食後に血糖値が急激に上がる反動で、急激に下がる「血糖値スパイク」という現象が起きることです。**血糖値の乱高下は血管を傷つけ、動脈硬化につながる恐れがあると考えられています。[*2〜4] さらに認知機能の低下に関わっていることもわかっています。[*5]

あらゆる危険をはらんでいる食後高血糖ですが、血糖測定器を購入し自宅で測定する、あるいは検体測定室のある薬局やドラッグストアで測定してもらうことができます。どちらの場合も**食事を食べはじめてから1〜2時間後に測定してください。**

※過去２〜３か月間の血糖値の平均値を反映する指標。

食後血糖値とは

下のグラフは食後２時間の血糖値を測定したもの。血糖値は一気に上がり、一気に下がる。それが食後血糖値。

━ 血糖値スパイクを起こしている人
━ 健康な人

血糖値スパイクを起こしている人は、血糖値が低下せず140㎎／dL以上の高い値が続く。健康な人は、食後1時間後でも2 時間後でも血糖値が140 ㎎ ／ dL 以上にはならない。反動による急峻な血糖降下で（仮に低血糖にまでならなくても）、イライラ・だるさ・眠気に襲われたり、強烈な空腹感（飢餓感）に苛まれたりする。

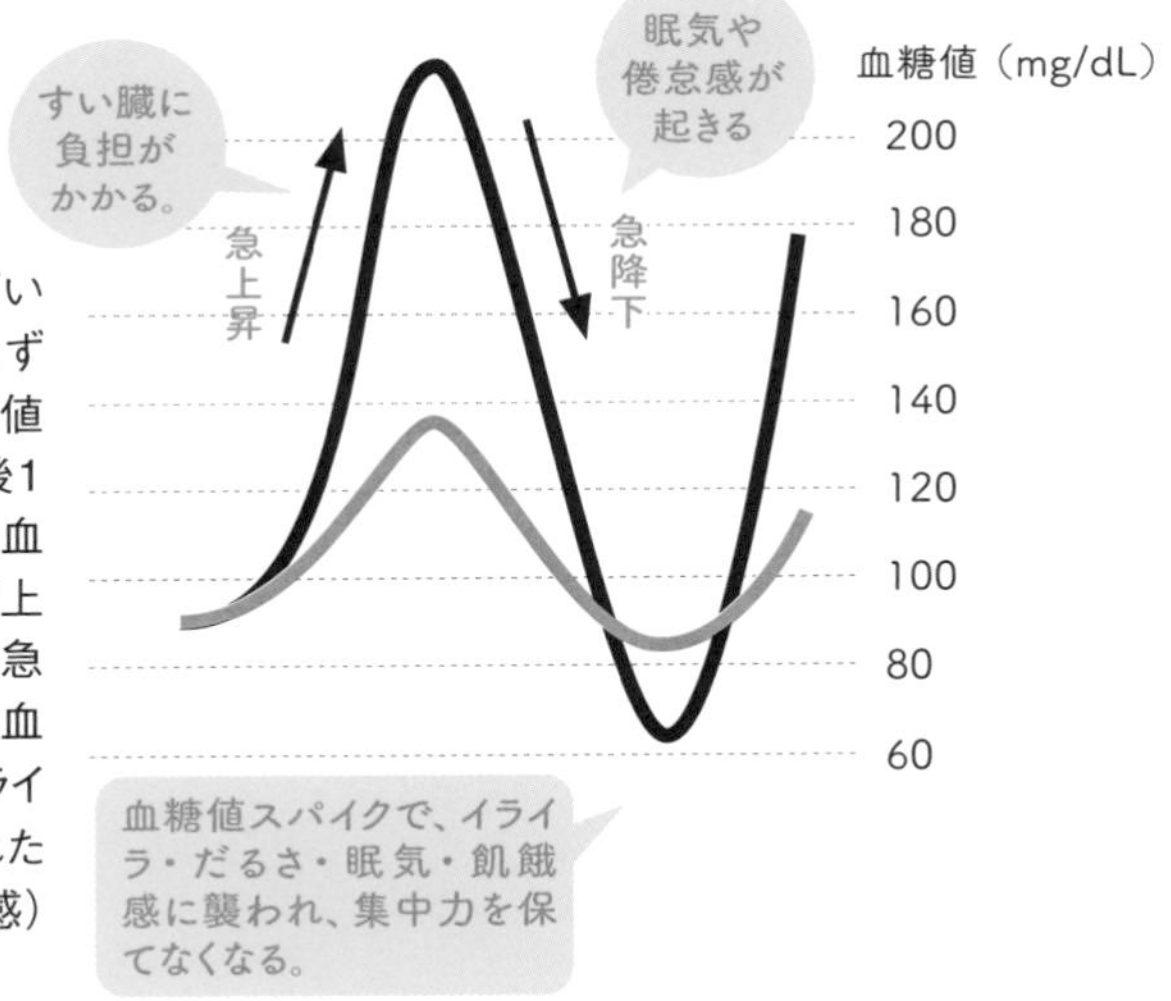

血糖値を上げる栄養素は糖質のみ！

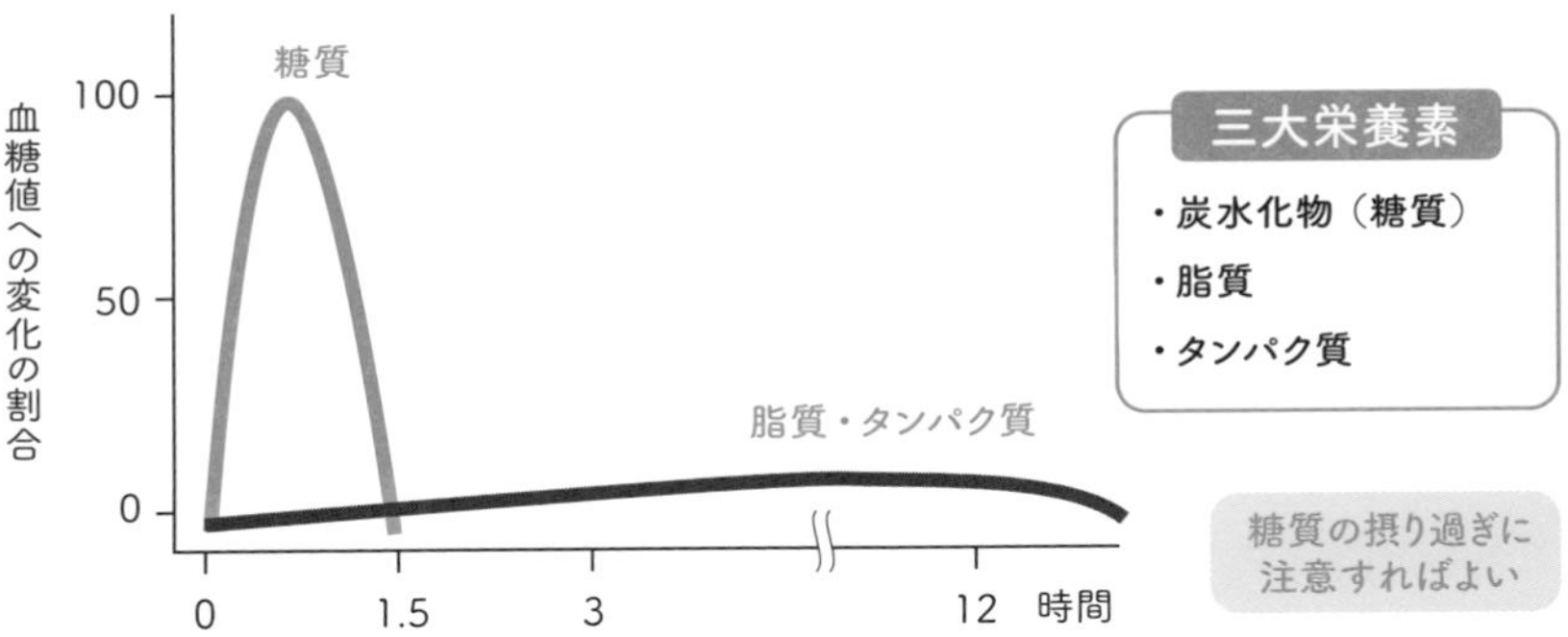

三大栄養素
・炭水化物（糖質）
・脂質
・タンパク質

※［Life With Diabetes : American Diabetes Assoiation, 2004］をもとに作成

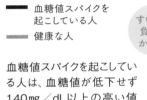

食後に眠くなる理由

血糖値スパイクが命を脅かす!?

一度に多くの糖質を摂れば「血糖値スパイク」が起きやすくなり、それが繰り返されると、**動脈硬化が進行し、心筋梗塞や脳梗塞の発症につながる恐れがあります。**ロカボでは、１日の糖質摂取量１３０gを3回以上に分けて摂りますが、**それは血糖値スパイクを防ぐためです。**

一般的に空腹時血糖値の目安は70～１００mg/dL、食後血糖値目安は70～１４０mg/dLですが、私自身、ロカボをはじめる前には、食後の血糖値が急上昇していました。普通の駅弁を食べた後、血糖値を測ると２００mg/dLを超えたこともありましたが、健康診断では血糖値で引っかかったことはありません。これが食後高血糖の怖いところなのです。

食後高血糖同様、なかなか気づくことのできない血糖値スパイクですが、実はいくつかの症状が現れることがあります。最もわかりやすいのが昼食後です。**午後2～3時頃になると眠くなる、だるさを感じる、空腹感に襲われる、こうしたことが頻繁に起きれば、急激に上がった血糖値が急降下している恐れがあります。**

一方、血糖値が低すぎることも問題です。70mg/dL以下になると手が震えたり、心臓がドキドキしたり、気持ち悪くなったりといった症状が出ます。早めに糖質(ブドウ糖5～10g程度)を口にし、低血糖状態を解消してください。

食後、このような症状は起きていない？

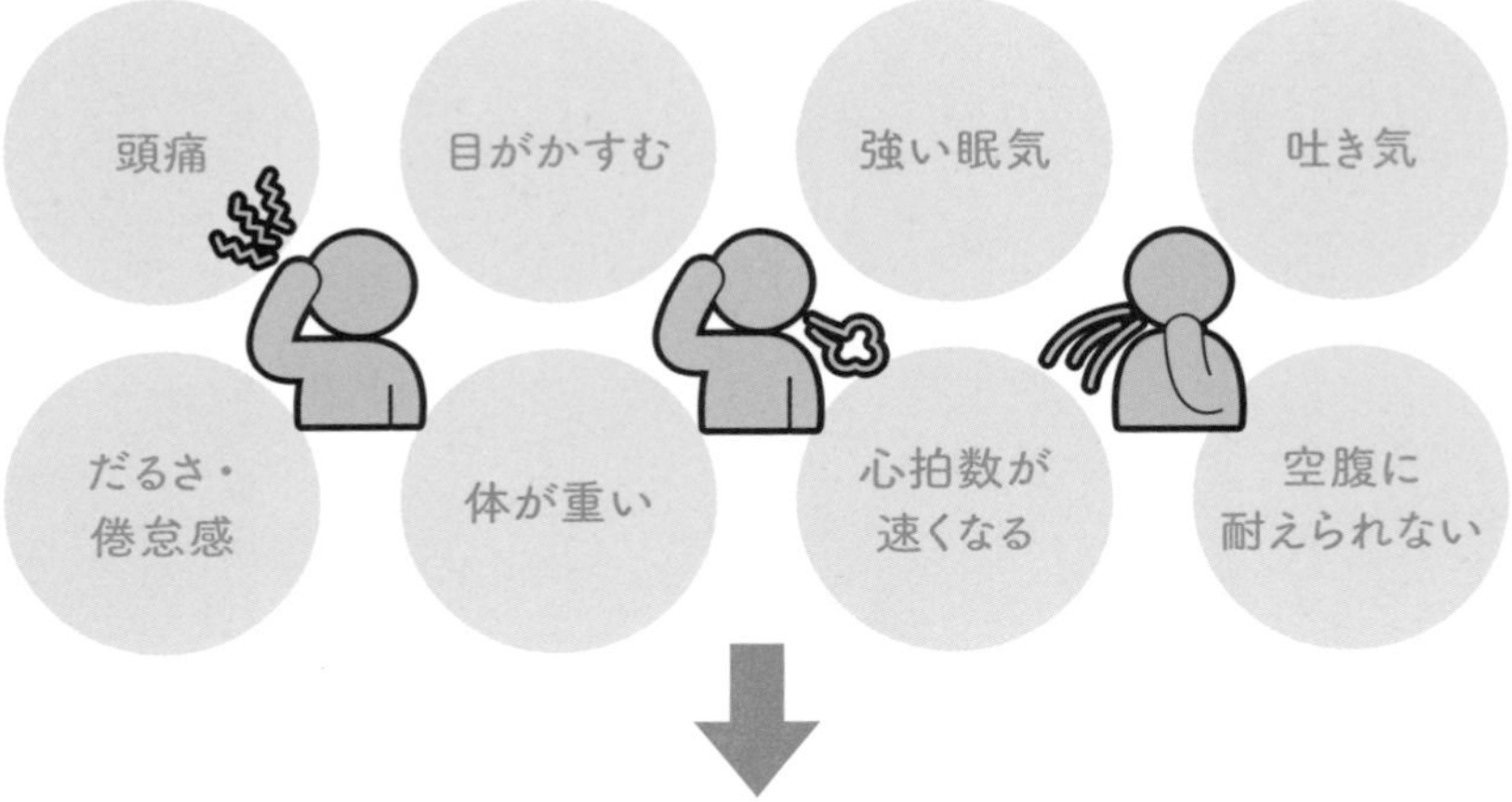

血糖値スパイクになっているかも！

日本人に増えている血糖異常

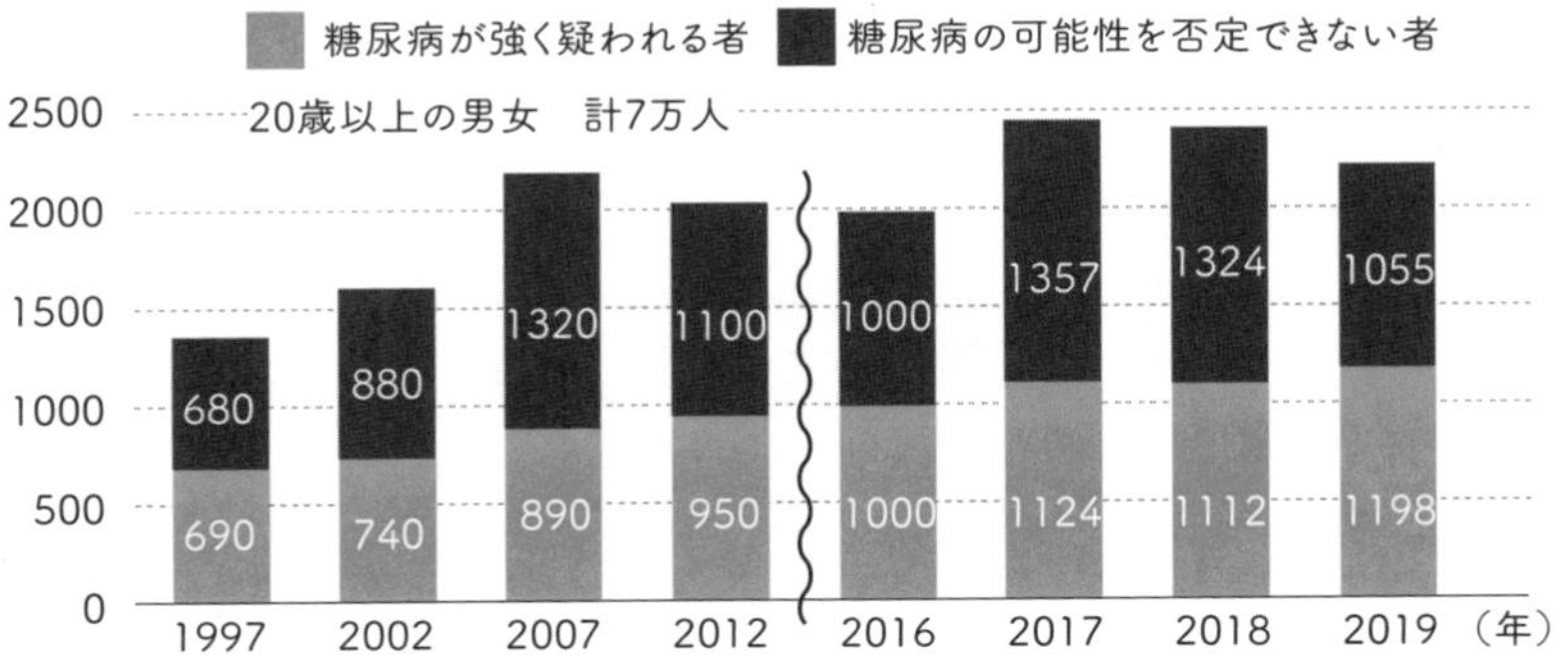

日本人の血糖異常は2000万人を超え、6人に1人は血糖異常者で、40歳以上で見ると3〜4人に1人いるということになる。食後高血糖に目を向ければさらに多いはず。

※厚生労働省「国民健康・栄養調査」をもとに作成

血糖値を上げない食べ方をする

摂取量を守れば甘いものもOK

糖質を一切摂らなければ、血糖値の上昇は防ぐことができる。理論的にはそうなりますが、糖質を一切摂らない食生活は味気なく長続きしませんし、リバウンドの恐れも大きくなります。また、痩せるためには甘いものを我慢する、これはダイエットの常識のように捉えられていますが、その必要はありません。

間食でも10g以内なら糖質、甘いものを食べても問題ありません。むしろ、人工甘味料で甘いものはしっかり摂りましょう。また、糖質を抜こうとして炭水化物を控えすぎると、さまざまな体調不良が起こります。中でも多いのが便秘です。**これは炭水化物を控えたことで食物繊維の摂取量が減ってしまったことが原因かも**。糖質制限のために炭水化物全般を控える場合は、**キノコや海藻類など低糖質で食物繊維の多い食品を積極的に摂るよう心がけましょう**。そうすれば、便秘を予防することができるでしょう。

アメリカで健常者を対象にカロリー制限の実験をしたところ、強い意志を持って参加したにもかかわらず脱落者が相次ぐ結果になりました。しかも、元来のエネルギー摂取の75%に制限するよう指導されたにもかかわらず、グループ全体での平均カロリー摂取は88%でした。[*6] つまり、どれだけ強い意志を持っても、**ストイックな制限は続かないということです**。

血糖値を上げない食べ方とは

下のグラフは、４種類の食事を摂った後の血糖値の変化を調べた研究の結果。摂取エネルギーが多いほど、血糖値の上昇がゆるやかになる。

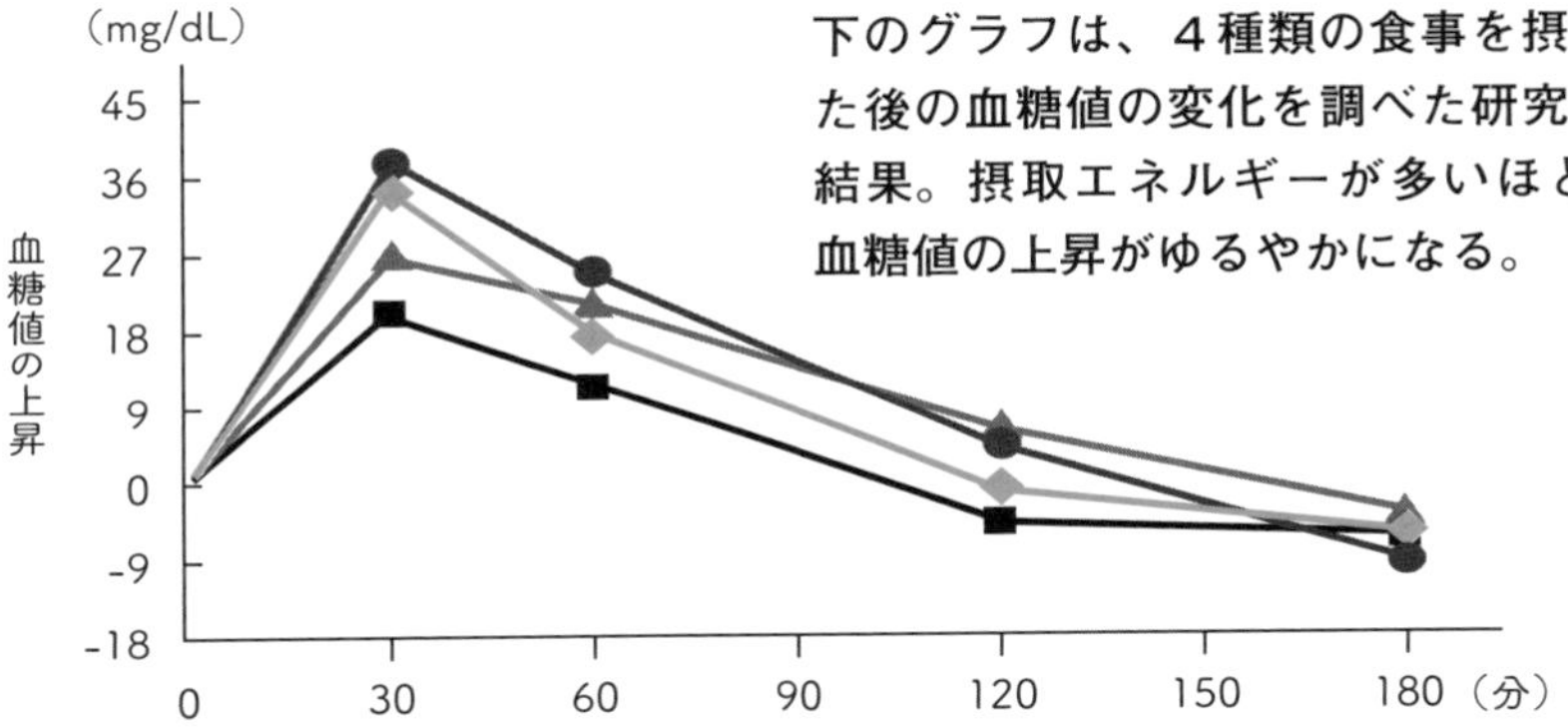

※ [Br J Nutr 2014;111:1632-1640] をもとに作成

判例	メニュー	エネルギー
●	①主食のみ（白米200g）	総エネルギー338kcal
◆	②主食・主菜（白米＋豆腐・ゆで卵）	総エネルギー486kcal
▲	③主食・主菜・油脂（白米＋豆腐・ゆで卵とマヨネーズ）	総エネルギー573kcal
■	④主食・主菜・油脂・野菜（白米＋豆腐・ゆで卵とマヨネーズ＋ほうれん草とブロッコリー）	総エネルギー604kcal

我慢しないことが大切

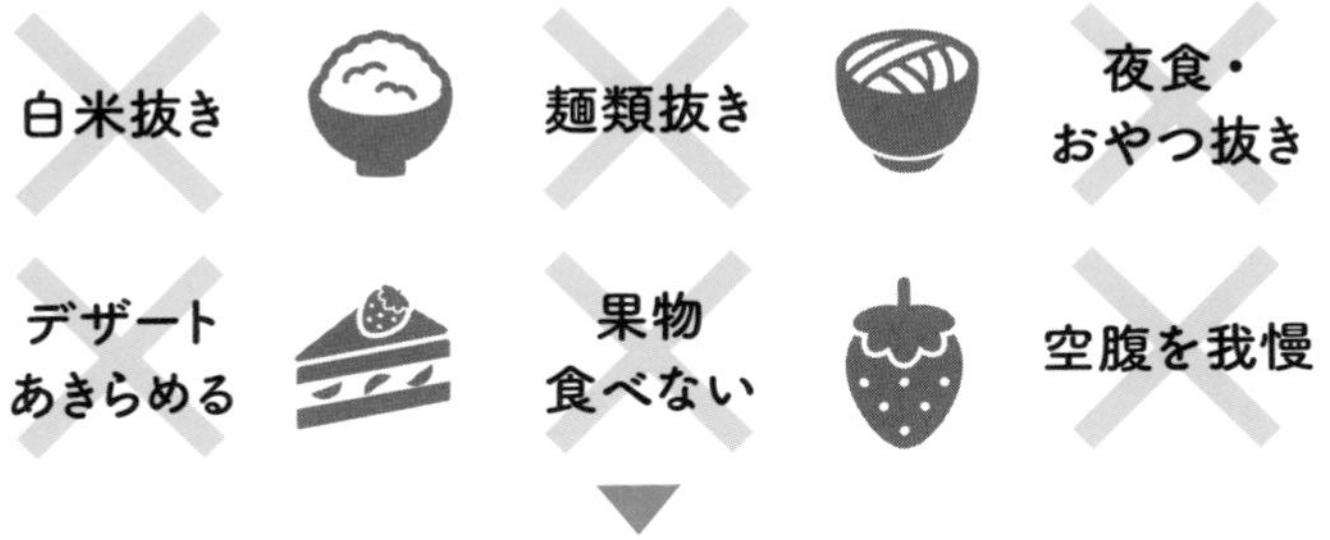
白米抜き
麺類抜き
夜食・
おやつ抜き
デザート
あきらめる
果物
食べない
空腹を我慢

▼

ガマンはストレスのもと！　リバウンドにつながる

お腹いっぱい食べても痩せる最強の食事法

誰でも実践可能で効果が大きい！

「ロカボ」は英語で「低糖質」という意味を持つ「ローカーボハイドレート（略してローカーボ）」から誕生した言葉で、**「ゆるやかな糖質制限」を指します。ロカボでは1日の糖質量の下限を70gと定めています。**下限を決めることで、極端な低糖質を追い求めないようにするためです。食べられるものの幅も増え、我慢の必要もないためリバウンドを防げます。さらに、**成人であれば年齢や体型や性別にかかわらず誰でも同一条件で、なおかつ確実に効果を出すことができるのもロカボのメリットです。**

トップアスリートが高糖質食群と低糖質食群とに分かれ体力測定を行った結果、高糖質食群は徐々に糖質消費から脂質消費にエネルギー源が変わっていったものの、低糖質食群はずっと脂質消費で安定していたという研究結果が出ました。[*7] **子どもが運動部で活躍したい場合、お腹いっぱい食べることを前提に糖質制限を行うのもいいでしょう。**また、**妊娠中の女性にも糖質制限を心がけてほしいです。**

さらに、1型糖尿病というインスリン分泌が枯渇してしまって発症する糖尿病の患児を対象に、糖質制限をすることで血糖値の管理が改善できる（高血糖も低血糖も減らせる）ことが2017年に報告されています。[*8] ロカボの可能性はどんどん広がっているのです。

お腹いっぱい食べて痩せられる食事の仕方

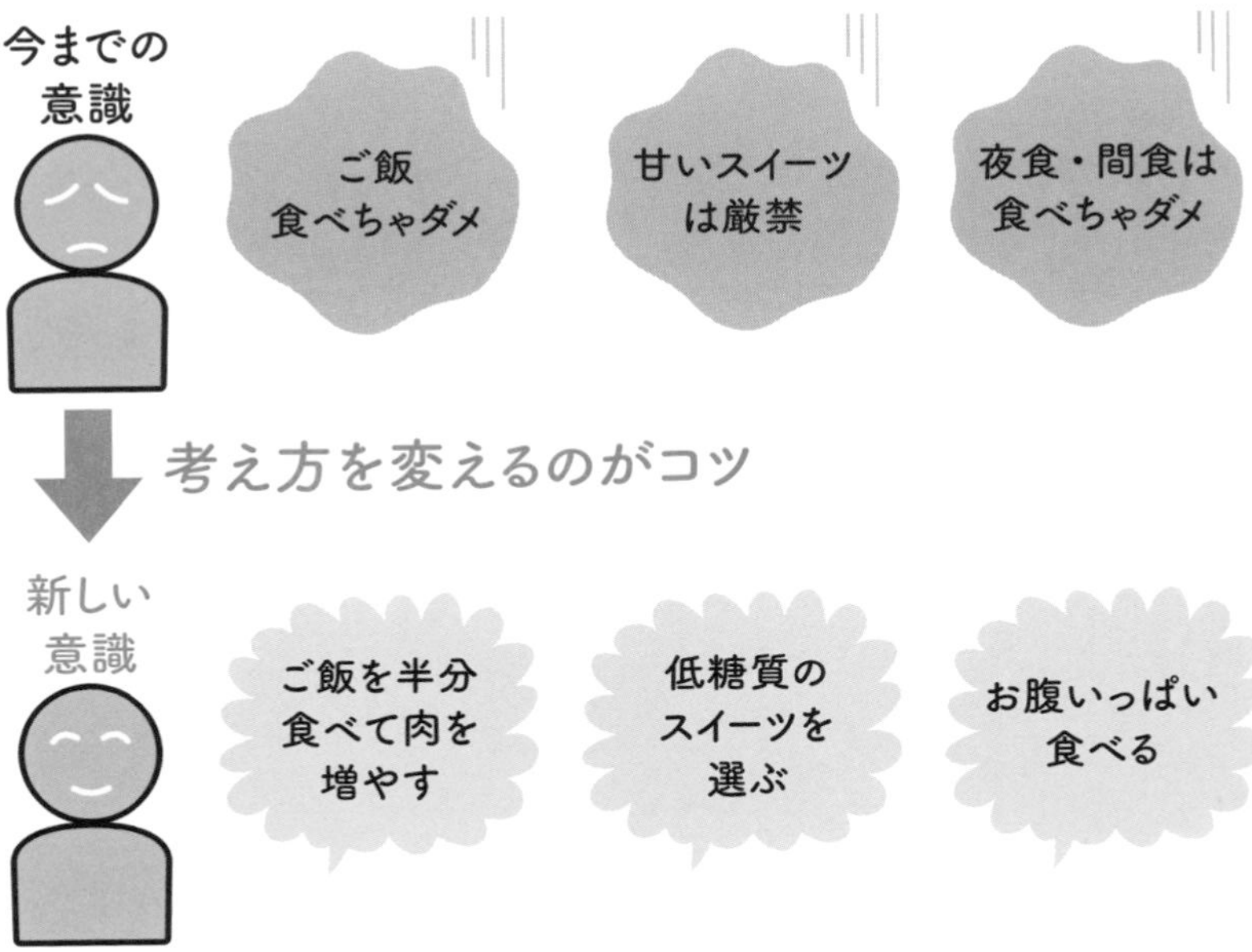
今までの
意識
ご飯
食べちゃダメ
甘いスイーツ
は厳禁
夜食・間食は
食べちゃダメ
考え方を変えるのがコツ
新しい
意識
ご飯を半分
食べて肉を
増やす
低糖質の
スイーツを
選ぶ
お腹いっぱい
食べる

ロカボは誰にでもおすすめ

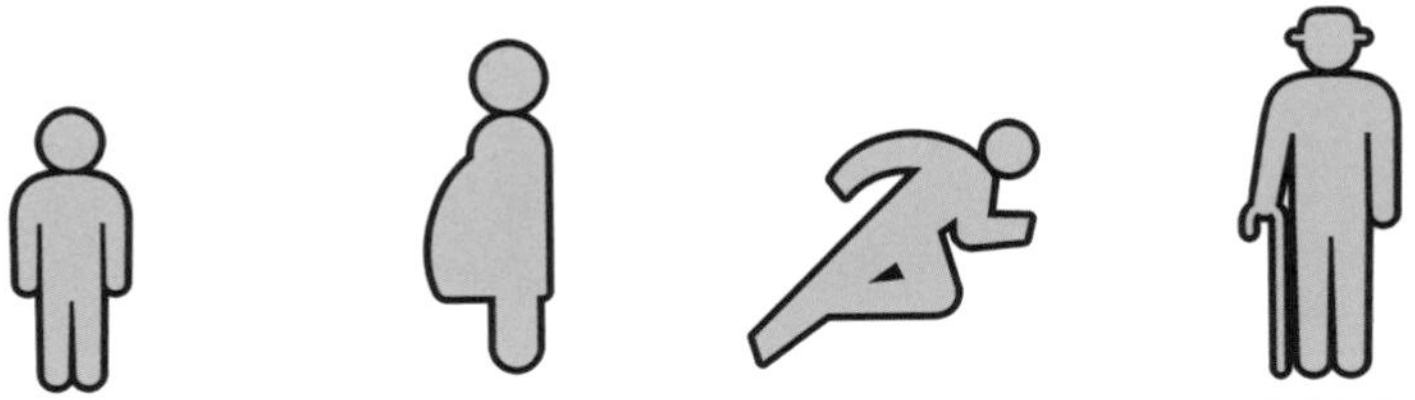

子ども

肥満や生活習慣病を持っている子ども、スポーツをしている子どもに有効的。

妊婦

妊娠中に、栄養不足、高血糖（「妊娠糖尿病」）になるのを防ぐことができる。

アスリート

筋肉を落とさず、脂肪を効率よくエネルギー源にしパフォーマンスアップ。

高齢者

認知機能低下の予防、骨折して寝たきり生活になるのを予防することによい。

第2章

カロリー計算はする必要なし！

リスクが大きいカロリー制限

ロカボなら満腹まで食べても大丈夫と聞くと、カロリーオーバーが心配という人もいるでしょう。糖尿病治療のための食事療法や肥満解消のための食事指導でカロリー制限食が推奨されがちなこともあり、心配になるのかもしれません。世界的に糖尿病治療にカロリー制限が推奨されたのは、肥満の改善のためでした。

しかし、**日本人の糖尿病患者の半数以上は肥満ではありませんので、世界のガイドラインから考えれば、そもそもカロリー制限は必要ないのです。**[*9]肥満は解消するに越したことはありませんが、**カロリー制限と運動療法で心臓病の予防を図った臨床試験では、心臓病の発症率を抑制できませんでした。**[*10]しかも、カロリー制限をした結果、骨密度の低下を招き、骨折リスクが高まっていたのです。[*11、12]

さらに、カロリー制限は**計算が複雑な上に、計算値が実際のカロリー摂取とは無関係の数値なのです。**[*13]自分の感覚を頼りに腹八分を維持することになれば、つらいだけできちんとした制限はできず、結局は挫折します。一方、**糖質を控え、脂質とタンパク質をしっかり摂れば複数の消化管ホルモンの分泌が高まり、満腹中枢を刺激します。**[*14]胃から分泌され空腹感をもたらすグレリンの分泌を長く抑制することもわかっています。[*15、16]

カロリー制限は健康を損なう!?

カロリー制限をしたグループとしなかったグループで心臓病の発生率を比較したところ、変わりがなかった（図1）。しかし、骨密度が下がり、骨折リスクが高まった（図2）。カロリー制限で健康を増進することはかなり難しいことがわかる。

図1　カロリー制限の有無と心臓病の発生率

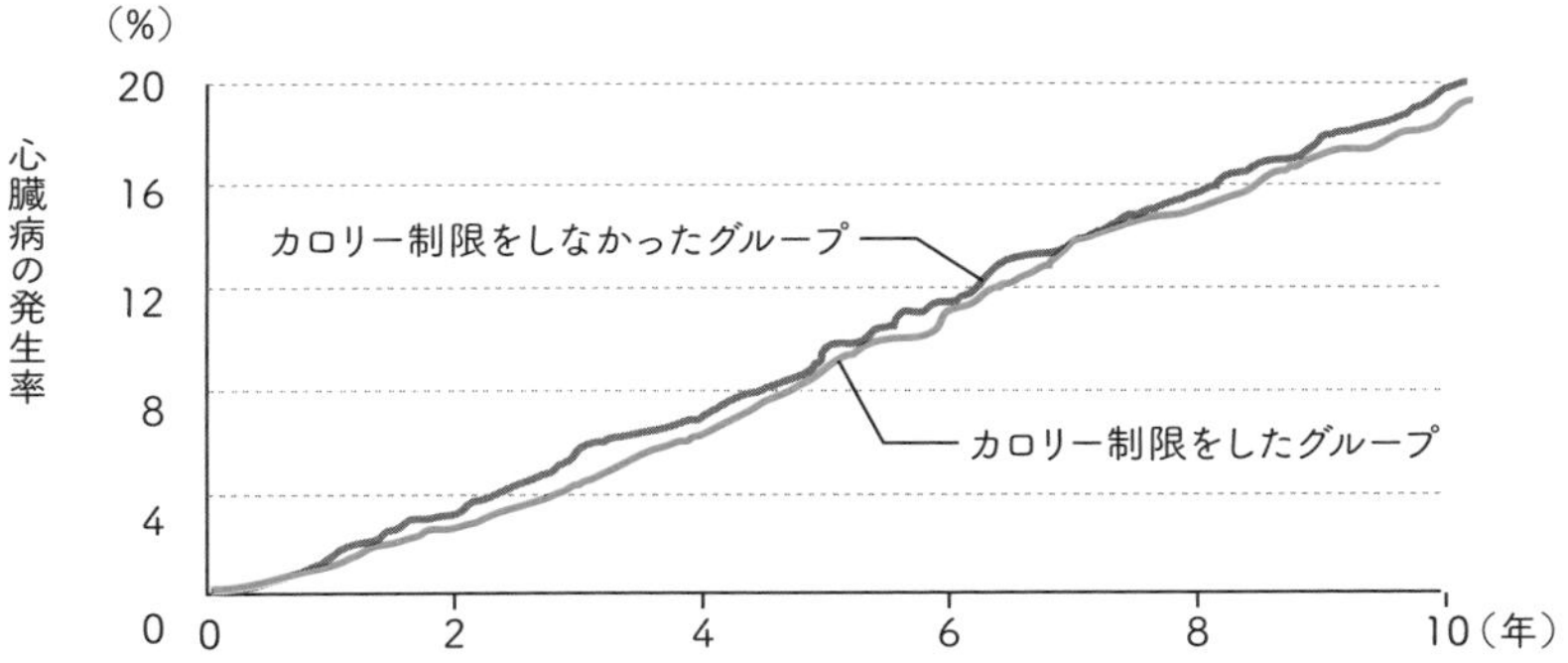

※ [N Engl J Med. 2013,368,1279-1290] をもとに作成

図2　カロリー制限と骨密度の減少

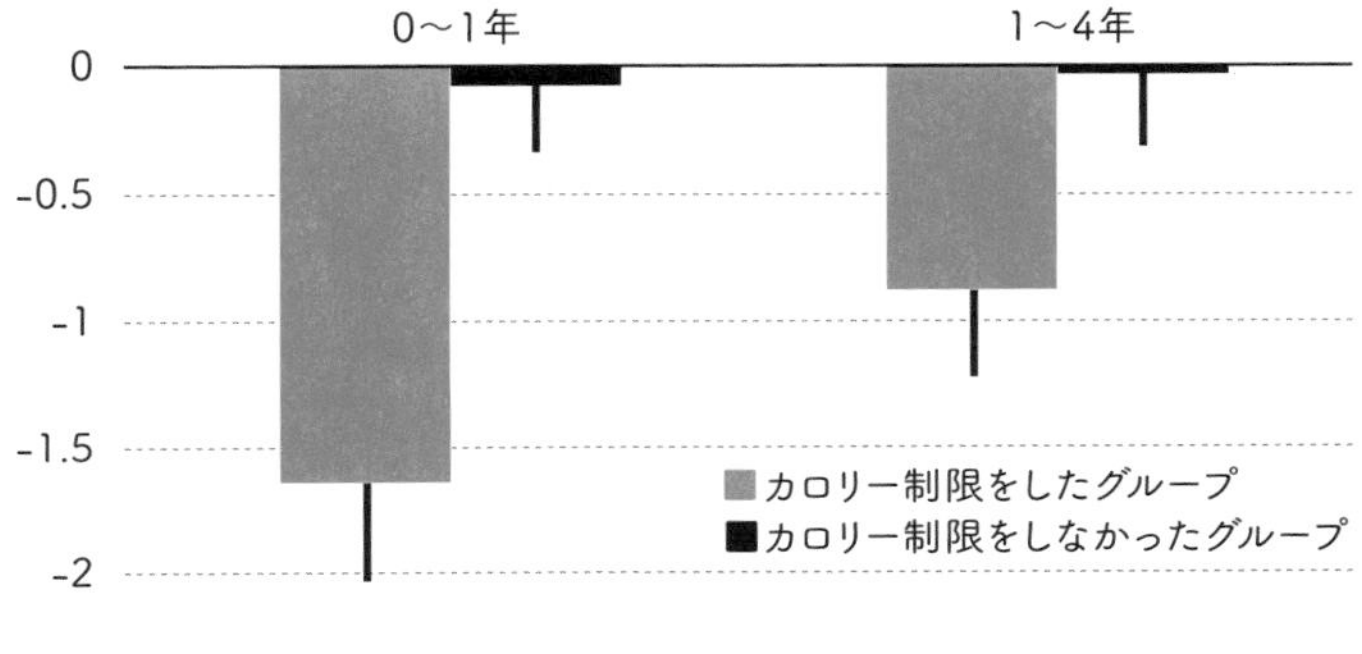

※ [Lipkin EW et al. Diabetes Care 2014, 37, 2822-2829] をもとに作成

栄養バランスは気にしても意味がない！

栄養素の推奨比率に縛られない！

「食事は栄養バランスが大事」とよくいわれます。厚生労働省の「食事摂取基準」（2020年）では、**三大栄養素の比率は「タンパク質13～20％、脂質20～30％、炭水化物50～65％」がよいかのように記載されています**。この数字の設定の理由（根拠ではない）は次の通りです。

タンパク質は体内で合成できない必須アミノ酸を摂る必要があり、下限13％。上限は35％であっても問題はなかったとする論文があるとした上で、20％以上については今後の検討課題とする論文があるからと、20％にされています。

脂質は、摂取しなければならない必須脂肪酸があるため下限を20％に。上限は飽和脂肪酸の摂取を日本人の中央値7％※を上限にすべく30％としていますが、そもそも飽和脂肪酸の上限を日本人の中央値にすることに理由はありません。

最後の炭水化物の50～65％は100％からタンパク質と脂質を引いた数字です。糖尿病患者以外に炭水化物（糖質）の摂り過ぎで体に問題が起こる人はいないからという理由なのです。栄養素の摂取を％で考えると、すべての摂取エネルギーを把握しなくてはならず、それは不可能です。**％（相対比率）ではなくg（絶対重量）で考える。そして適正な糖質量を守った上で、好きなものをおいしく食べる**。これが何より大切なことなのです。

※100人のうち50人目に多い人の値。一定の条件下では平均値と一致

三大栄養素バランスは気にしない

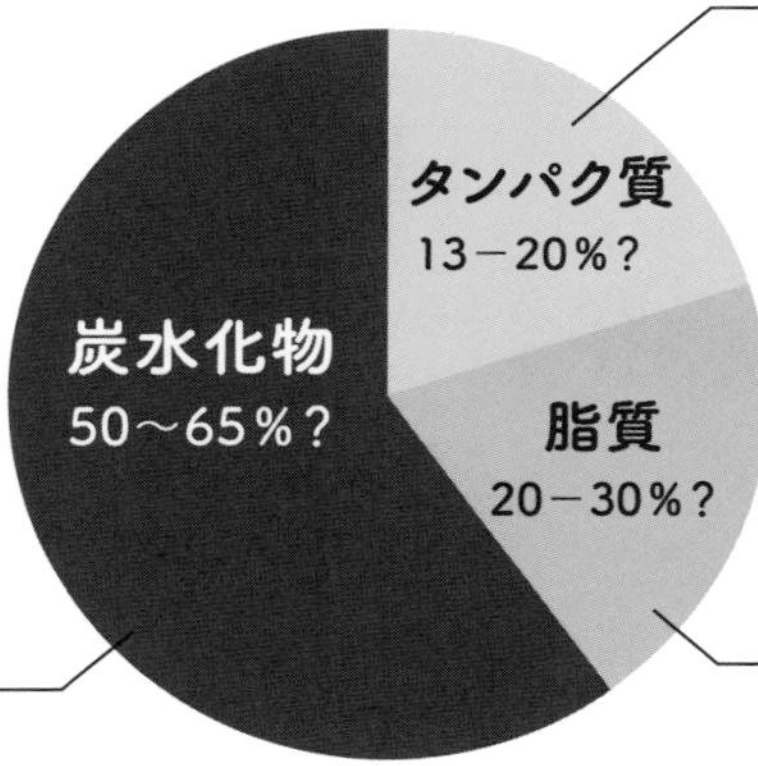

上限を20%にする根拠がない。また、35%でも心配なしという論文もある。

100%から、タンパク質と脂質を引いた数字だが、そもそも糖質をふんだんに摂っていいのは、血糖値が上がらない人だけ。

飽和脂肪酸を7%以下にするために、脂質は上限30%となったが、明確な根拠がない。

三大栄養素に加えて五大栄養素も大切

ビタミン

ほかの栄養素の働きをサポートする役目。体内でほとんどつくり出せず、食品から摂取する必要がある。

多く含む食品

水溶性ビタミン（肉、魚、野菜、果物、レバー、豆類、卵など）
脂溶性ビタミン（うなぎ、レバー、緑黄色野菜、大豆、海藻などに）

ミネラル

体の調子を整えるために必要。骨や歯をつくったり、心臓や筋肉の機能を調整したりする。ミネラルも摂取する必要がある。

多く含む食品

亜鉛（牡蠣、豚レバー、牛肉、卵、カシューナッツ、油揚げ）
鉄（レバー、赤身の魚や肉、ほうれん草、豆類、海藻類）
カルシウム（牛乳、乳製品、ごま、アーモンド、小魚）
カリウム（野菜、果物、イモ類、豆類）
リン（卵黄、魚類）

主食はちゃんと食べてしっかり痩せる

ご飯を最後に食べて摂り過ぎ防止

　ロカボでは1食の糖質摂取量は40ｇ以下です。おかずや調味料にも糖質は含まれますので、その分を差し引いた主食の糖質は20ｇほどとなります。例えば、ご飯なら茶碗半膳程度が目安です。**この量を守っていれば、おかずは基本的に何を食べても大丈夫です。**肉でも野菜でも、好きなものを好きなだけ食べましょう。**ご飯は炒飯や卵かけご飯のほうが血糖値のピークは低く抑えられます。**おかずに野菜を加え食物繊維を摂取すれば、血糖値はより上がりにくくなります。ただ、人によっては糖質（ご飯）と脂質・タンパク質（卵や炒め油）との同時摂取では、十分に食後血糖値を抑制できないことがあります。ですので、**もう1つ大切なのがご飯などの主食を最後に食べること。**そうすれば、おかずである程度、満腹感が得られ、主食が少なくて済み、脂質やタンパク質の力が十分に発揮され同じ主食量でも血糖値上昇を抑制できるのです。

　とはいえ、これまでご飯をもりもり食べていた人にとって、いきなり茶碗半分にするのは難しいはず。そこで、大盛りを普通盛りにする、2杯を1杯にするなど、できることからはじめましょう。それだけでも変化が現れるはずです。**どうすればおかずをおいしくたくさん食べられるか、主食なしでも満腹になれるか、そんな工夫を楽しむことができるようになります。**

主食を食べるときに工夫する

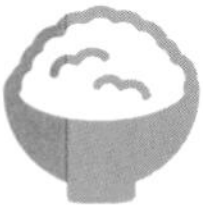

ご飯 1／3杯
（約50g）
【糖質20g】

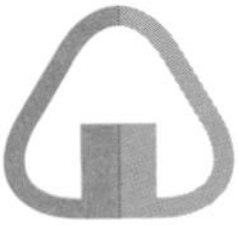

おにぎり 1／2個
（約50g）
【糖質20g】

6枚切りなら
糖質は1枚
27g

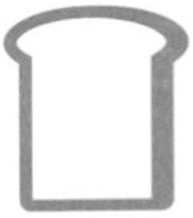

食パン 8枚切り1枚
（約45g）
【糖質22g】

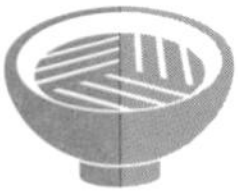

麺類 半玉
（100g）
【うどん　糖質21g】
【そば　糖質27g】
【中華麺　糖質28g】
【パスタ　糖質31g】

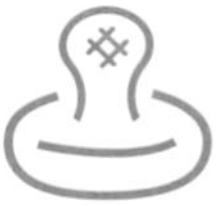

丸もち 1個
（約35g）
【糖質20g】

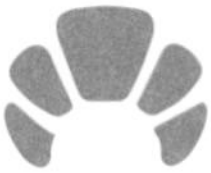

クロワッサン
（約33g）
【糖質14g】

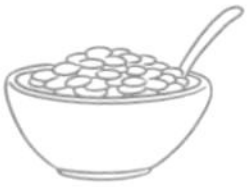

コーンフレーク
（約40g）
【糖質36g】

こんな工夫もおすすめ

ご飯のカサ増しアイデア

お粥にするとご飯の量を少なくしても、分量が増えてたくさん食べられる。また、寒天やこんにゃくを一緒に入れて炊けば、同時に食物繊維も摂ることができる。

パンのカサ増しアイデア

食パンの耳を切り落とすと重量が減る分、枚数を増やすこともできる。8枚切りのパンの耳をすべて落とすと、糖質量は15gとなり、2枚食べても糖質量は30g。

意外な落とし穴！

“隠れ糖質”を探せ

主食を控えるなど食べ方を工夫しているのに、血糖値や体重が減らないという人はこのページを要チェック。隠れた高糖質を見逃しているかもしれません。

①ざるそば

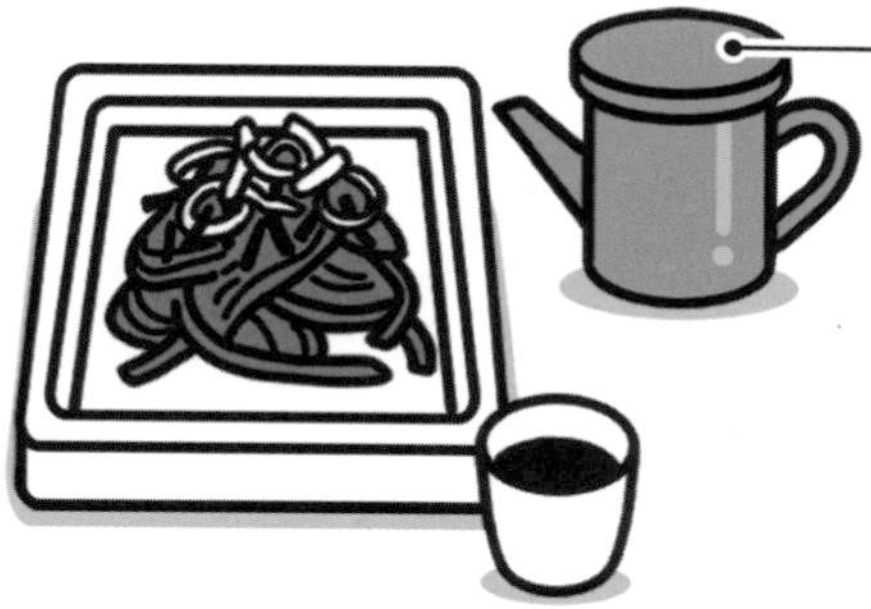

隠れ糖質！

そば粉が溶け込んでいるそば湯は糖質が高い。さらに、そばつゆまで飲みきれば、塩分過多の恐れが。

↓

そば湯は飲まない

これも注意！

- とろろそば（長いもでW糖質に）
- あんかけうどん（とろみ付けの片栗粉がNG）

②チキンナゲット

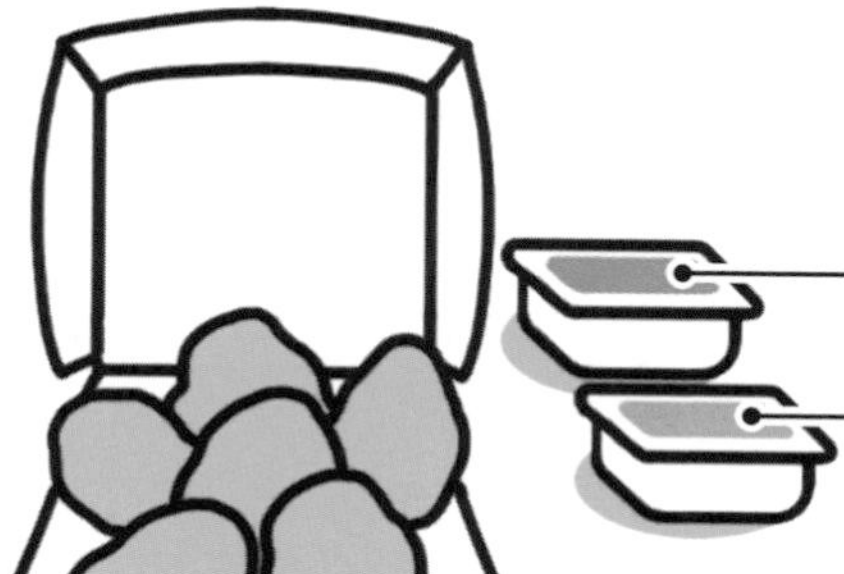

隠れ糖質！

- ソース

チキンナゲット自体の糖質は少ないが問題はソース。甘めのソースは5〜8gの炭水化物を含んでいる。

ポイント

- 何もかけずにそのまま食べる
- タルタルソースを付ける

③お好み焼き

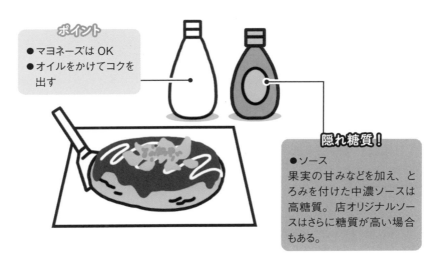

ポイント

- マヨネーズは OK
- オイルをかけてコクを出す

隠れ糖質！

●ソース
果実の甘みなどを加え、とろみを付けた中濃ソースは高糖質。店オリジナルソースはさらに糖質が高い場合もある。

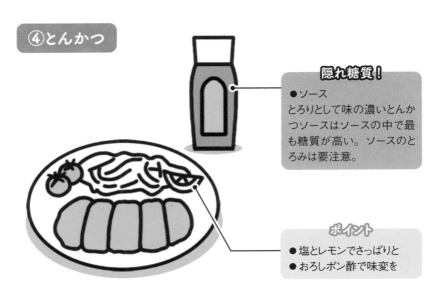

④とんかつ

隠れ糖質！

●ソース
とろりとして味の濃いとんかつソースはソースの中で最も糖質が高い。ソースのとろみは要注意。

ポイント

- 塩とレモンでさっぱりと
- おろしポン酢で味変を

⑤寿司

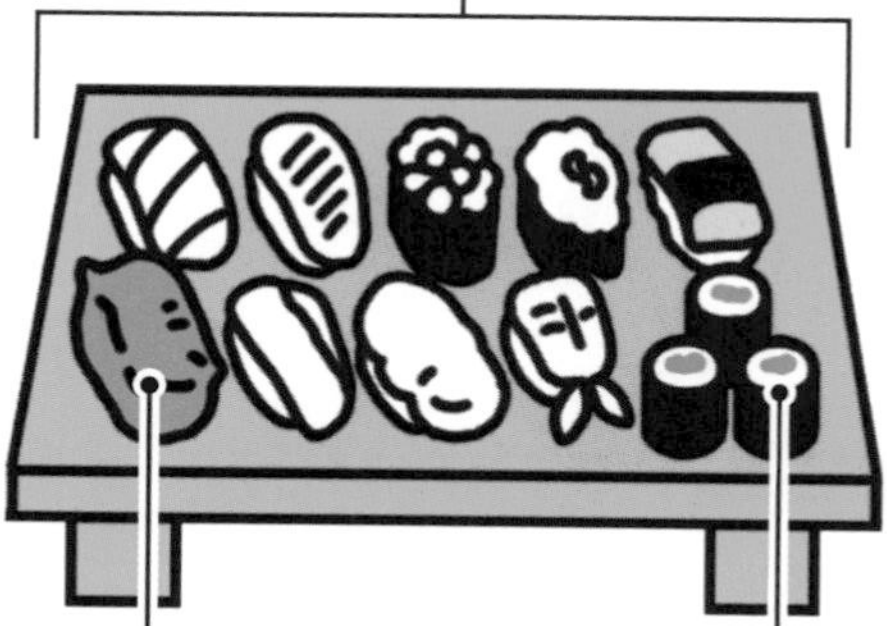

隠れ糖質!

●すし酢
酢は体によいと思われがちだが、すし酢には砂糖やみりんなどが含まれているため糖質が高い。

ポイント

魚、玉子は糖質が少ない。シャリは小さめに

これも注意!

●油揚げを砂糖やみりんで甘く煮つめ、すし酢で仕上げた酢飯を詰めたいなり寿司は高糖質。

これも注意!

●かんぴょうはしょう油、砂糖、みりんなどで甘く味付けされるため、高糖質。

⑥野菜サラダドレッシング

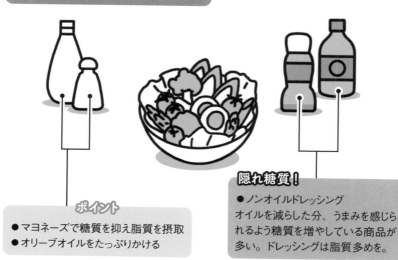

ポイント

●マヨネーズで糖質を抑え脂質を摂取
●オリーブオイルをたっぷりかける

隠れ糖質!

●ノンオイルドレッシング
オイルを減らした分、うまみを感じられるよう糖質を増やしている商品が多い。ドレッシングは脂質多めを。

⑦スープ

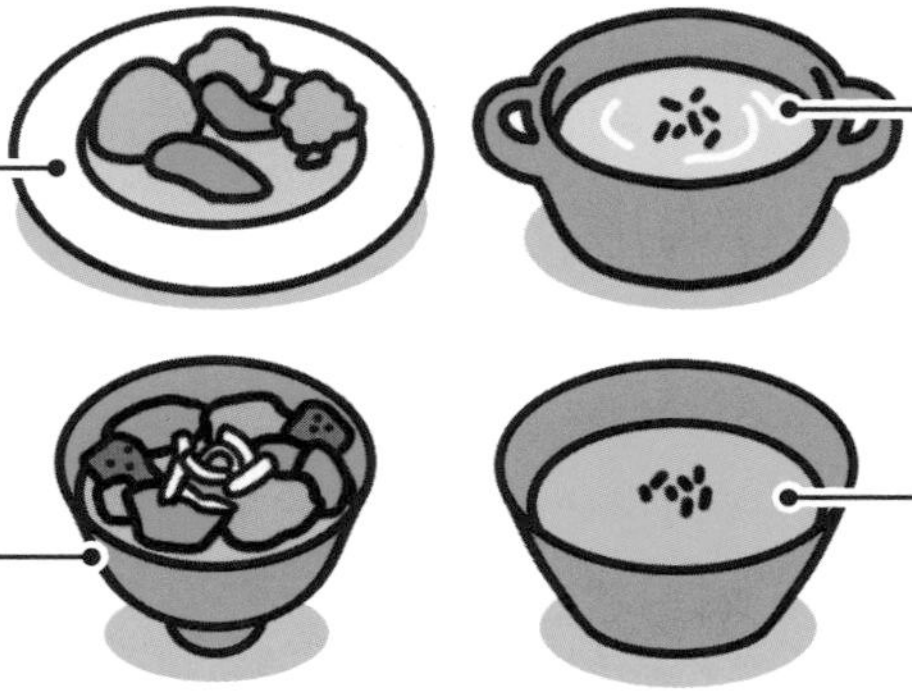

隠れ糖質！

●コーン
とうもろこしが原料のコーンスープは高糖質。

●じゃがいも
イモ類は野菜の中でも要注意食材。冷たいスープは口当たりがよいので、固形の場合より多めに摂ってしまう危険も。

ポイント

- ●あっさりスープで煮込んだポトフは、野菜や肉がたっぷり摂れる
- ●肉の脂身など脂質も摂れる豚汁は OK。イモ類の具は避けること

⑧飲み物

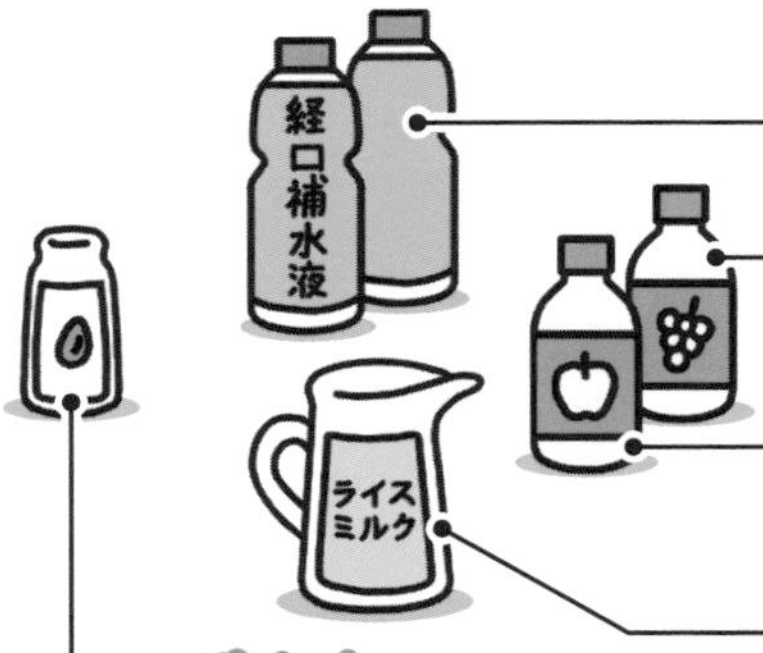

隠れ糖質！

●スポーツ飲料
500㎖に含まれる糖質は 20 ～ 30g とかなり高い。スポーツ時の水分補給は水がおすすめ。

●飲むフルーツ酢
血糖値上昇を招きやすい果糖に加え、飲みやすくするため、はちみつなどを加えている場合もある。

●ミルク類
オーツミルク、ライスミルク
オーツミルクはオーツ麦、ライスミルクは米と、原料はそれぞれ高糖質。またどちらもタンパク質の含有量が少ない。

ポイント

- ●アーモンドミルクはビタミン E や食物繊維など栄養豊富で低糖質
- ●豆乳のタンパク質と食物繊維が糖質上昇を抑える働きをする

第2章

1日1食よりも1日5食のほうが太らない!?

食事抜きはむしろ肥満の原因に

寝坊して朝食を抜いたり、ダイエットのために食事の回数を減らしたりする人もいますが、**ロカボでは1日3食が基本。** 1日の糖質量130gを1食で摂ってしまえば、食後高血糖が起こり、効果は激減してしまうからです。

健康法の1つとして、数日間食事を抜く「断食」や、回数を減らす「プチ断食」が人気ですが、こちらもおすすめできません。断食健康法の基本的な考え方は、空腹時間が長くなると細胞の新陳代謝が活発になるという「オートファジー理論」ですが、[*17]十分な立証がなされていません。[*18]しかも、絶食、つまり断食で痩せるときは、脂肪に加え筋肉や骨も一緒に減っていきますが、リバウンドするときには脂肪だけが戻ることになります。

また、糖尿病の方が朝食を抜くのもおすすめしません。 朝食を食べないと、昼食や夕食後の血糖値が上がりやすくなります。朝は一番血糖値が上がりやすい時間帯。朝食は糖質20g程と、たくさんの脂質やタンパク質を必ず摂るようにしましょう。

ロカボでは、むしろ食事の回数を増やすことをおすすめします。 1日の糖質摂取量130gを4食、5食と小分けにして摂るようにすれば1食の糖質量は40gより少なくなりますが、さらに血糖値を安定させることにつながります。

食事を抜くダイエットはかえって太る？

１日に摂る食事量で３つのグループに分けて、血糖値の上下を調査。一番安定していたのは１日３食とったグループだった。エネルギーは朝 400kcal、昼 800kcal、夕 1000kcal。

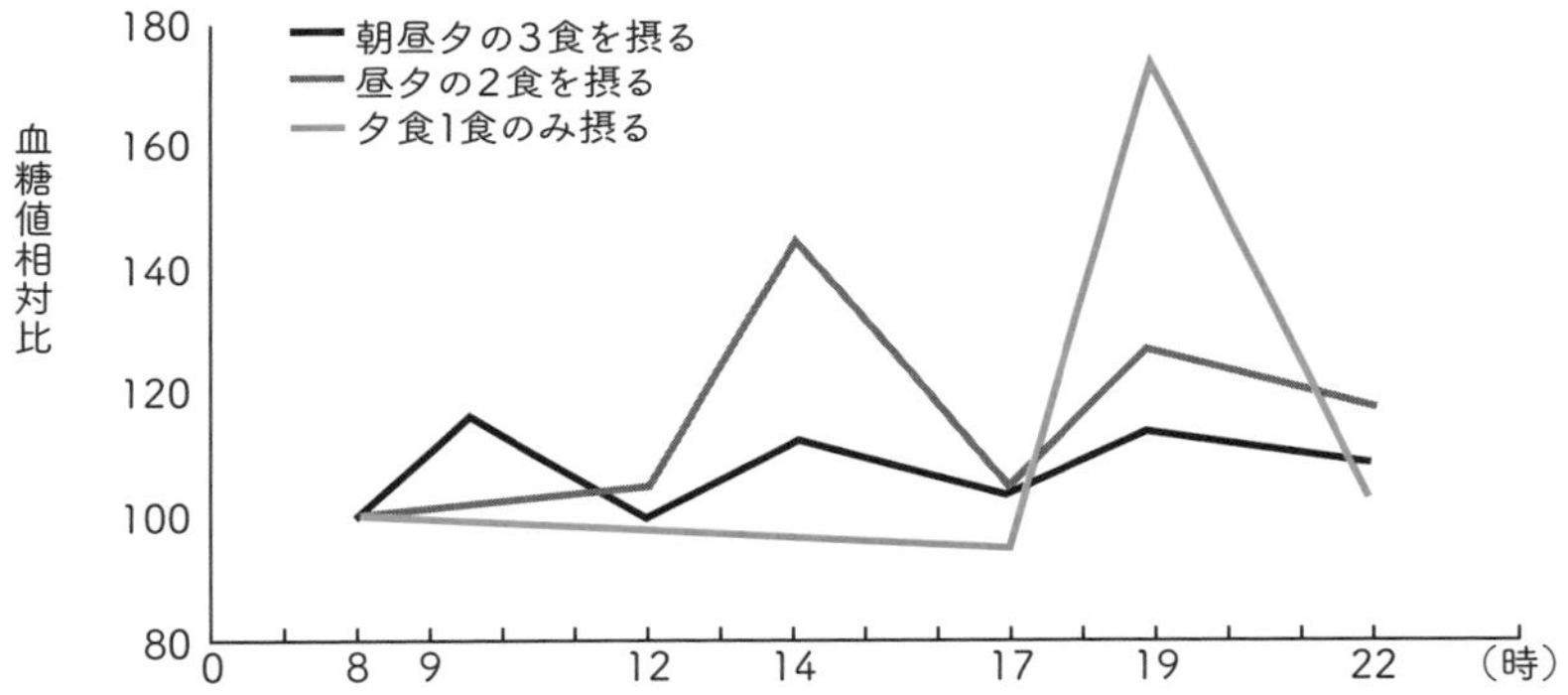

※［Diabetes 2008,57,2661-2665］をもとに作成

ロカボなら夜食を摂ってもOK！

エネルギー制限 → **糖質制限**

エネルギー制限
- 1食抜いたら次の食事でその分を補う
- 夜食はNG

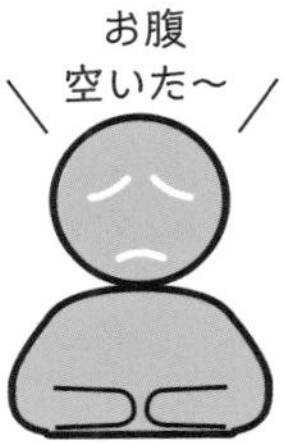

糖質制限
- 1日3食食べるのがよい
- 夜食も摂っていい

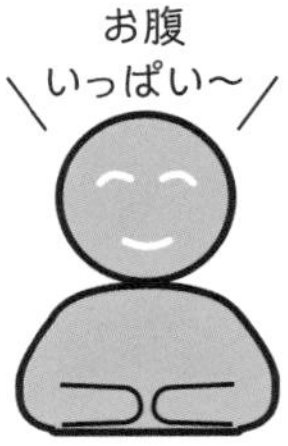

「どうやって食べるか」を考えれば我慢はいらない

組み合わせを考え楽しく糖質制限

糖質制限と聞くと、何らかの我慢を強いられるものと考えがちです。おそらく「制限」という言葉がそう感じさせるのでしょう。しかし、「ロカボ」に我慢は必要ありません。

好きなものが食べられなくなるという食事療法ではないため、これまでの食事を大きく変える必要がないということも、ロカボ成功のポイントの1つです。ご飯やパンなど主食の量を減らした分、好きなおかずをこれまで以上に食べても大丈夫（食べるべき）。**好きなものをたくさん食べるための組み合わせを考えることからはじめていきましょう。**

例えば、ランチに唐揚げ定食を選んだとしましょう。ご飯の量を半分にし、その分、唐揚げを2つ、3つ追加する、あるいは豆腐や野菜の小鉢を1品注文する。こうすれば、たとえご飯の量を減らしても、満足感が得られるはずです。

唐揚げを増やしたら、その分カロリーが増えるのでは、と気になる人もいるでしょうが、そんな心配は無用です。**むしろ、脂質やタンパク質で血糖値の上昇を防ぎ、満腹感でカロリー摂取を管理すると、その後の飢餓感を抑制できます。**なぜなら、血糖値を上げるのは糖質だけであり、タンパク質や脂質、食物繊維はいずれも食後高血糖を抑制してくれるからです。食べたほうが血糖値の上昇はなだらかになっていくというわけです。

糖質制限＝NO炭水化物ではない

ご飯やパン、麺類の量を減らし、その分、おかずを増やす。炭水化物をゼロにしなくてよいので、満腹感を得られる。

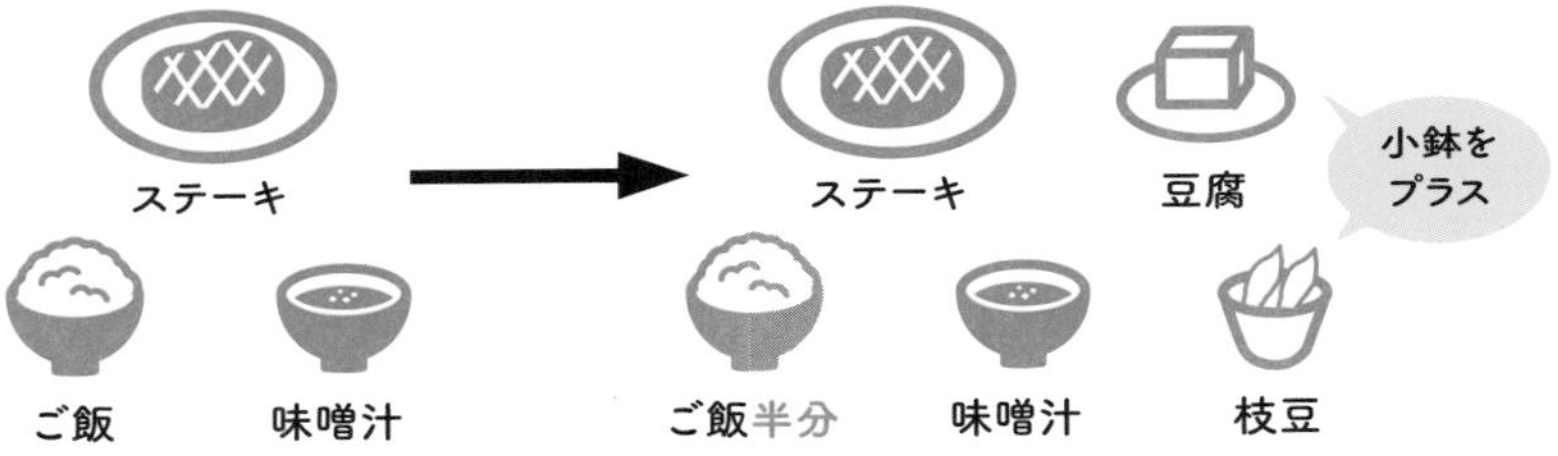

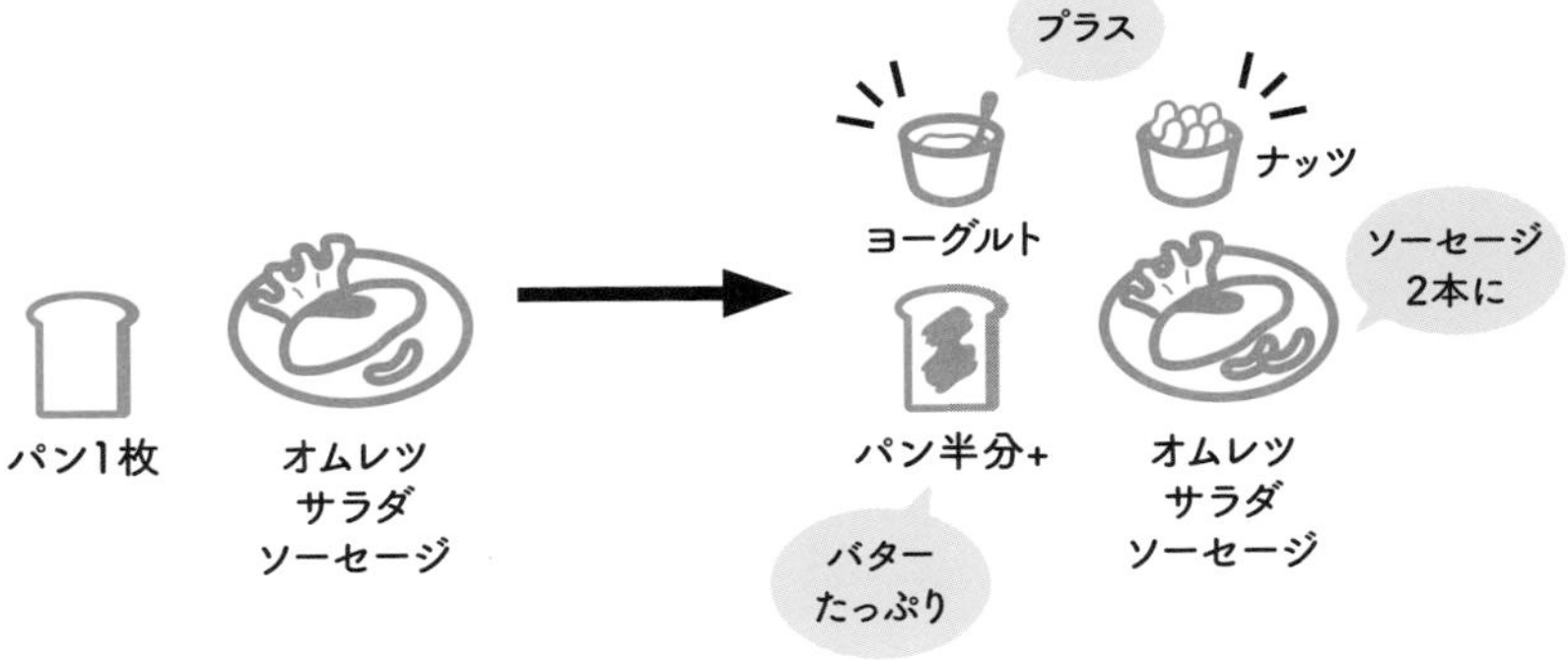

成功ポイントは今までの食事メニューを大きく変えないこと！

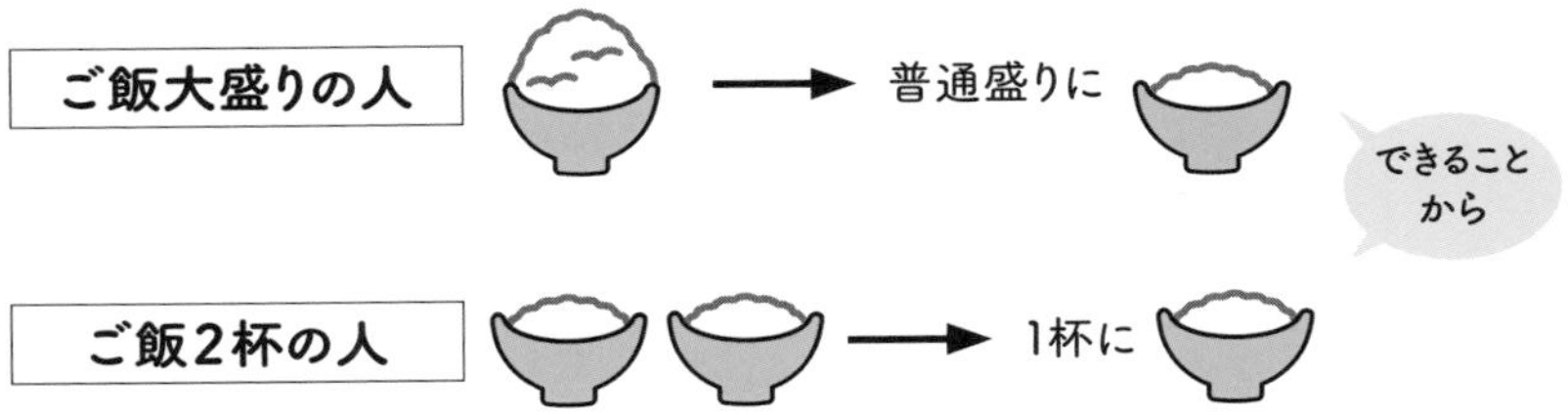

炭水化物に含まれる食物繊維がダイエットのカギ

野菜の小鉢が糖質制限を助ける

おかずを増やす際は、豆腐や野菜の小鉢などを1品追加しましょうとお話ししましたが、**野菜にはビタミンやミネラルといった栄養素が豊富に含まれていますし、「第6の栄養素」ともいわれる食物繊維も同時に摂ることができます。**

食物繊維を摂取すると、腸内に存在する腸内細菌の働きで短鎖脂肪酸という一種の脂に変わり、それが血糖値上昇の抑制につながるということが2014年にフランスの研究グループによって明らかにされました。[*19]食事後、血液中のブドウ糖は体の各細胞に取り込まれますが、その際、食物繊維は脂肪細胞側だけにふたをして、筋肉への取り込みを優先させるという働きをするとの研究報告があります。[*20]

糖質制限において重要な役割を果たす食物繊維ですが、**炭水化物を制限し、主食やイモ類などの摂取量が減ると、食物繊維の摂取不足に陥る恐れがあります。**厚生労働省の「日本人の食事摂取基準」によると、成人男性の食物繊維の摂取量の目標は1日20gです。これを野菜やキノコ、海藻類に換算すると約400gとなります。生野菜サラダ1人前の量が約100gですので、1回の食事で同量の野菜を摂るよう心がけてください。57ページの表を参考に、糖質を減らしながら、十分な食物繊維を摂る食事方法を考えてみましょう。

NO炭水化物は食物繊維が不足する

下のグラフの通り、日本人は食物繊維の摂取量が圧倒的に足りていないことが、厚生労働省の調べでわかっている。

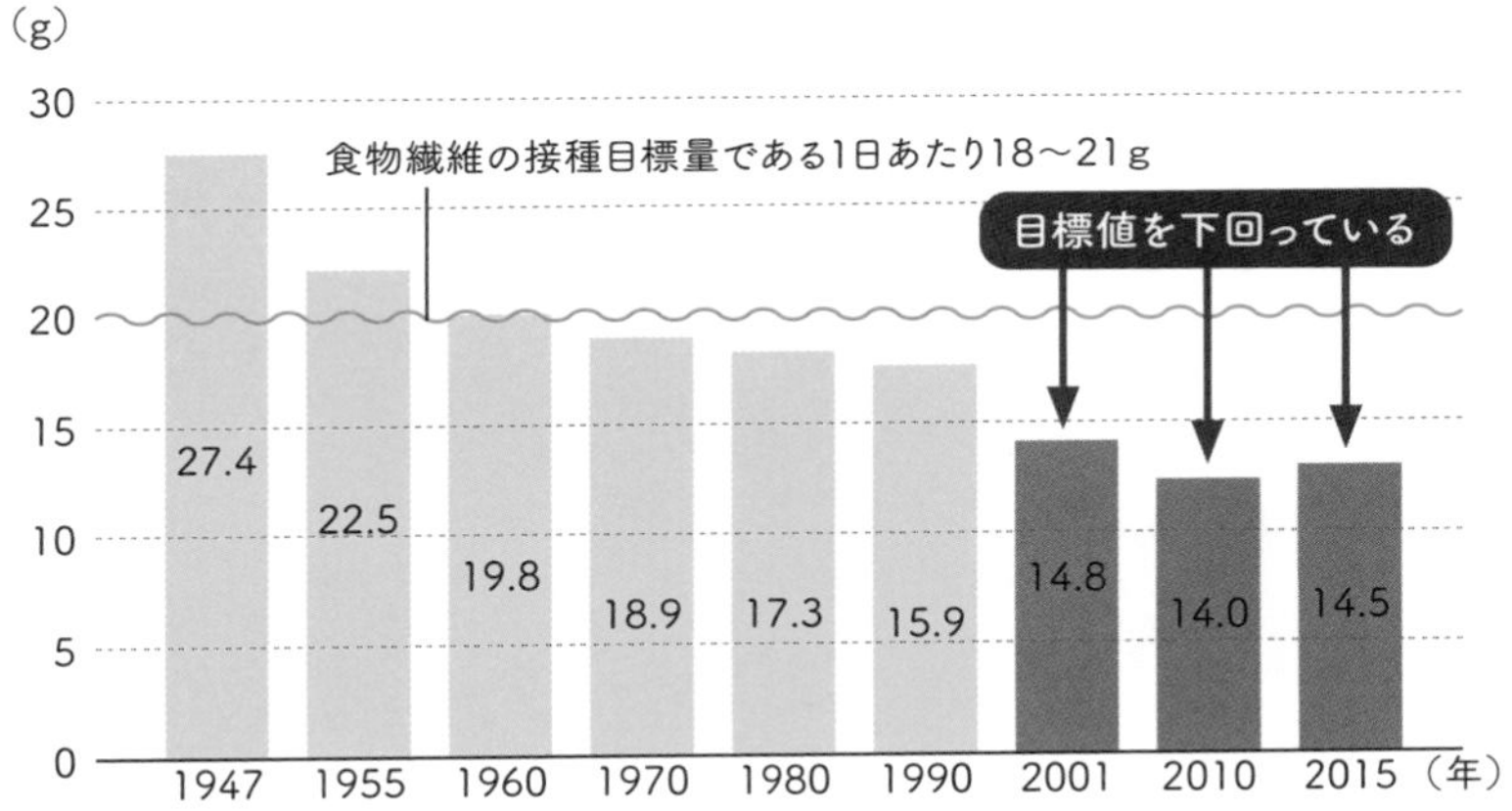

※厚生労働省「国民健康・栄養調査」をもとに作成

糖質の少ない野菜を積極的に!

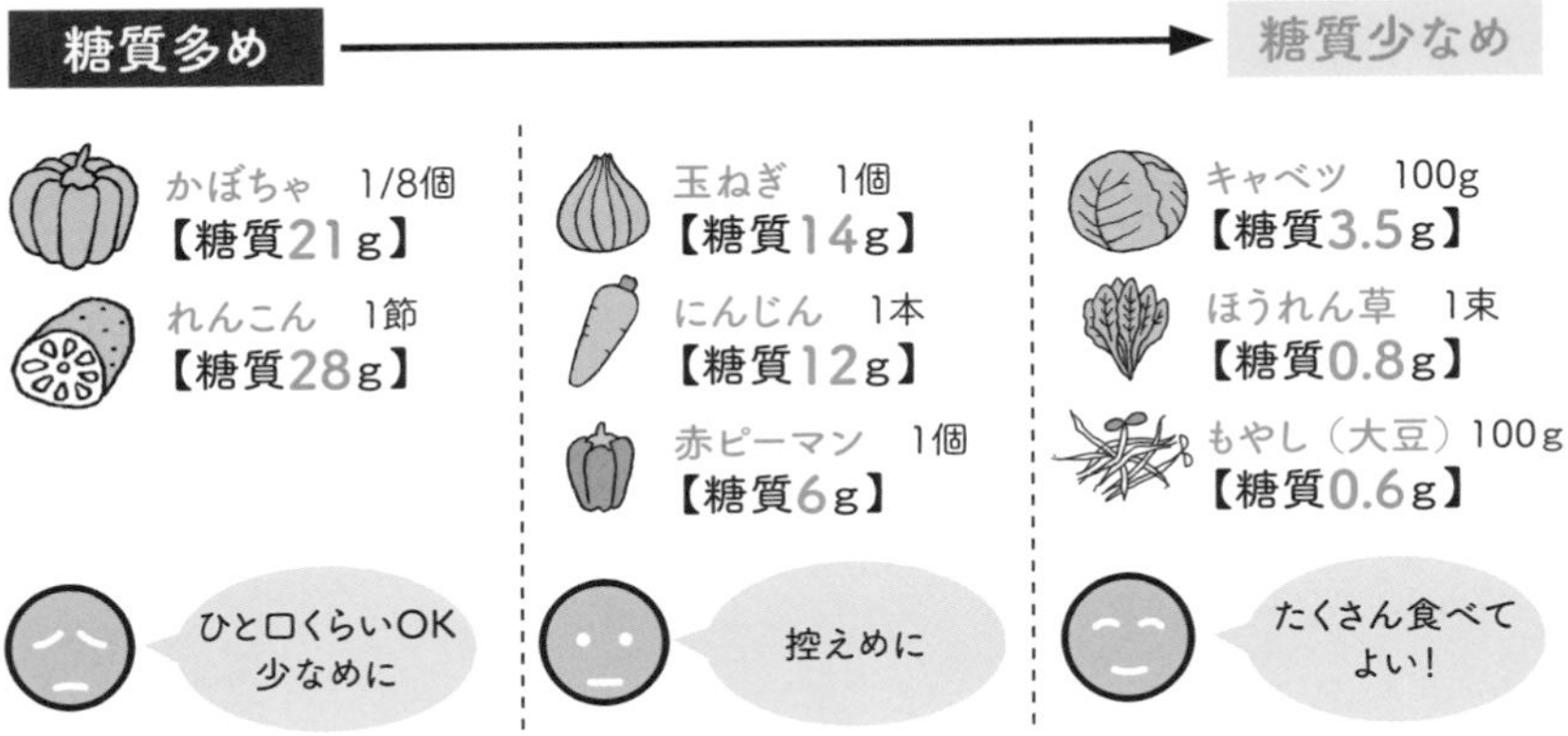

キノコと海藻が最高の食物繊維たっぷり食材

積極的に摂りたいキノコや海藻類

食物繊維を効率よく摂るためのポイントは野菜やキノコ類、海藻類などを積極的に食べることです。主食に相当するイモ類を除いても野菜には相応の糖質量があります。その意味では、キノコや海藻類こそ豊富に摂りたい食材です。１００ｇのキノコに含まれる糖質量は約1～３ｇと少なく、その一方、**食物繊維とミネラル、ビタミンなどが豊富に含まれています。**ただ焼くだけもよし、鍋や土瓶蒸しにしてもよし。お腹いっぱいになるまで楽しんでください。

海藻類はキノコよりさらに糖質が少なく、ほぼすべてが0ｇです。乾燥させた海藻類は少々糖質量が増えますが、それでも１００ｇあたり糖質２ｇ以下です。海藻類で最も糖質量が多い焼きのりでも１００ｇ中２ｇ程度。ただし、味付けのりはみりんなど糖質を含む調味料が含まれていることが多いので注意しましょう。

食物繊維には水に溶けやすい「水溶性食物繊維」と、溶けにくい「不溶性食物繊維」の2種類があります。**水溶性食物繊維は食後の血糖値の上昇をおだやかにすると同時に、コレステロールの吸収を抑える、ありがたい存在とされています。**こんぶやわかめ、めかぶなどのヌメリ成分は、「フコイダン」と呼ばれる水溶性食物繊維の一種で、便の排泄をスムーズにし、腸内環境の改善にも力を発揮するといわれています。

食物繊維のおもな働き

ダイエットして便秘になる人は食物繊維不足かも。

脂質や糖類、ナトリウムを体外に排出

肥満、脂質異常症、高血圧、糖尿病などの予防・改善も期待できる。

便秘改善 整腸作用

食物繊維の一種であるオリゴ糖が腸内の善玉菌・ビフィズス菌を増やす。

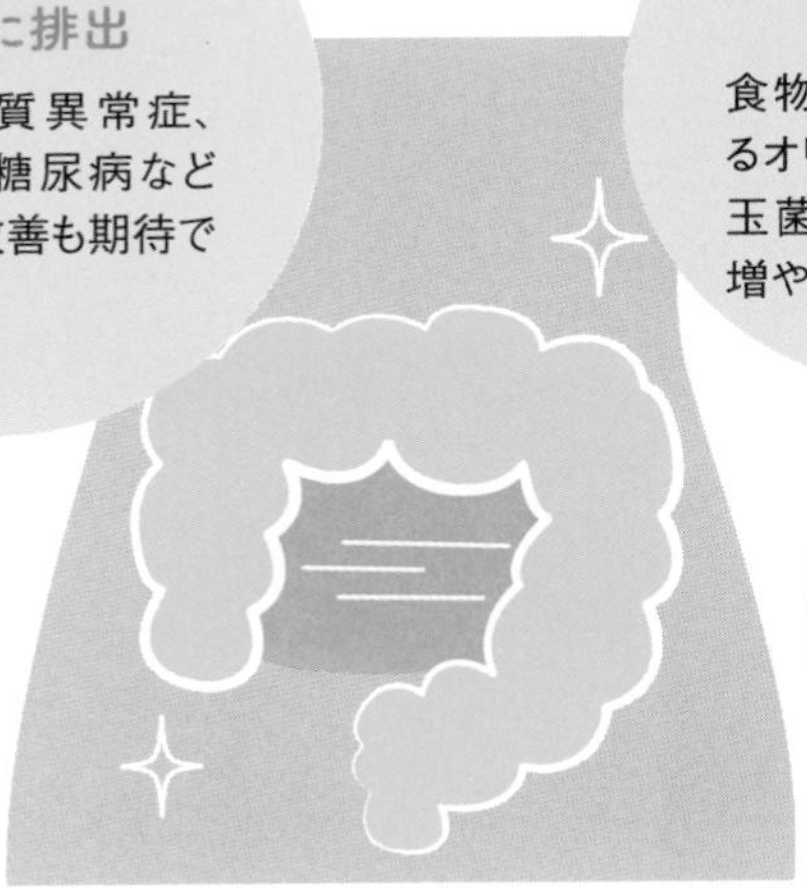

血糖値の急な上昇を抑える

血中コレステロール値を下げたり、食後の糖の吸収をゆるやかにしたりする。

食物繊維豊富なキノコ・海藻はたっぷりと

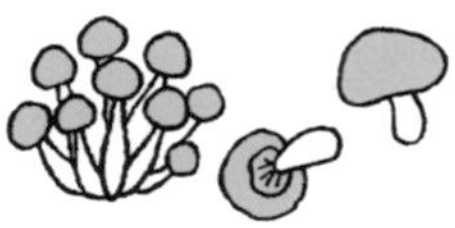

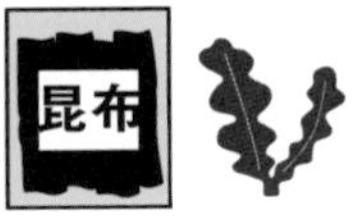

エリンギ1パック　糖質3g
えのきだけ1パック　糖質1g
ふなしめじ1パック　糖質1g
しいたけ1パック　糖質0.6g

わかめ、めかぶ、もずく　糖質0g
こんぶ　糖質0g
焼きのり　糖質1.9g
寒天、ひじき（乾燥）　糖質0.1～0.4g

〈100gあたりの数値〉

低糖質な上、お通じもよくしてくれる力強い味方！

第2章

タンパク質が健康長寿の決め手

タンパク質は体の材料になる!

ロカボでは糖質の代わりにタンパク質をたくさん摂ることをおすすめしています。実は2000年代から日本人のタンパク質の摂取量が急激に減少し、今では1950年代と同じ水準にまで落ち込んでいるとされています。[21]

現在の栄養バランスが推奨された頃、タンパク質は「食べすぎると腎臓を痛める」といわれていました。しかし、2013年と2019年に発表された米国糖尿病学会のガイドラインでは、タンパク質の摂取量と腎臓機能には因果関係がないと明記されています。[22、23、24]

タンパク質は**筋肉や肌、髪、爪などの材料として使われるほか、ホルモンや代謝酵素、免疫物質になるなど、体内で抗体をつくるためのさまざまな働きをしています。**つまり、タンパク質は体をつくる大切な材料となるものなのです。

1日のタンパク質摂取量の目標は、体重1kgあたり1・2g以上。体重60kgであれば、1日72g以上で、できれば90g（体重1kgあたり1・5g）は食べたいところ。タンパク質が多く含まれる肉類、魚介類、卵、大豆製品、乳製品などの組み合わせを楽しみ、ロカボを継続しましょう。**タンパク質は筋肉の材料になるものですので、筋力が低下した高齢者ほど積極的に摂ってほしい栄養素です。**まずは1食20g以上を目安に摂るようにしましょう。[25]

現代人のタンパク質摂取量は70年前の人と同じ?

厚生労働省の調べによると、日本人のタンパク質摂取量は 2000 年ごろから急激に減少して、戦後の人と変わらない数値になっている。かつての貧困の時代には過剰申告、飽食の現代においては申告漏れの可能性はある。

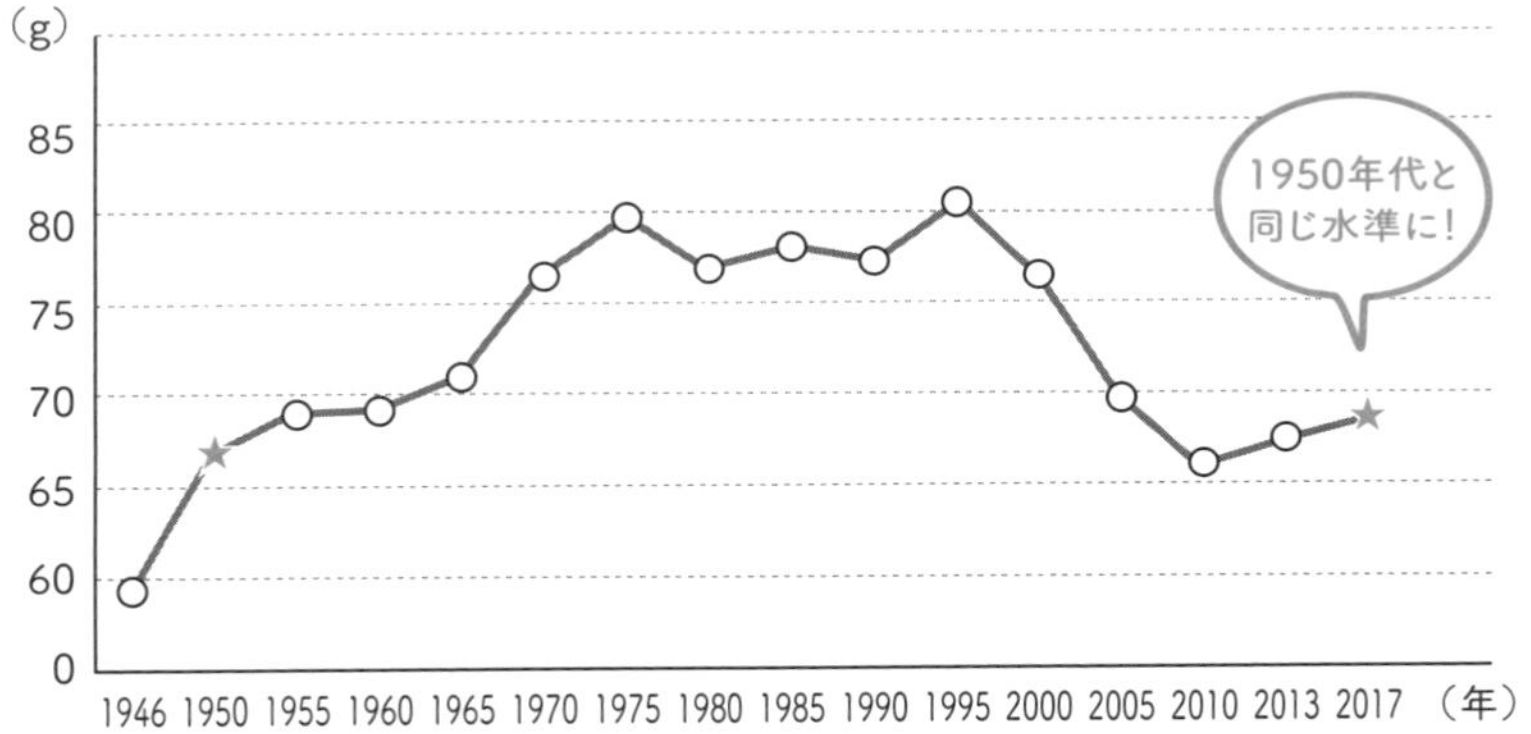

※厚生労働省「国民健康・栄養調査」をもとに作成

タンパク質のおもな働き

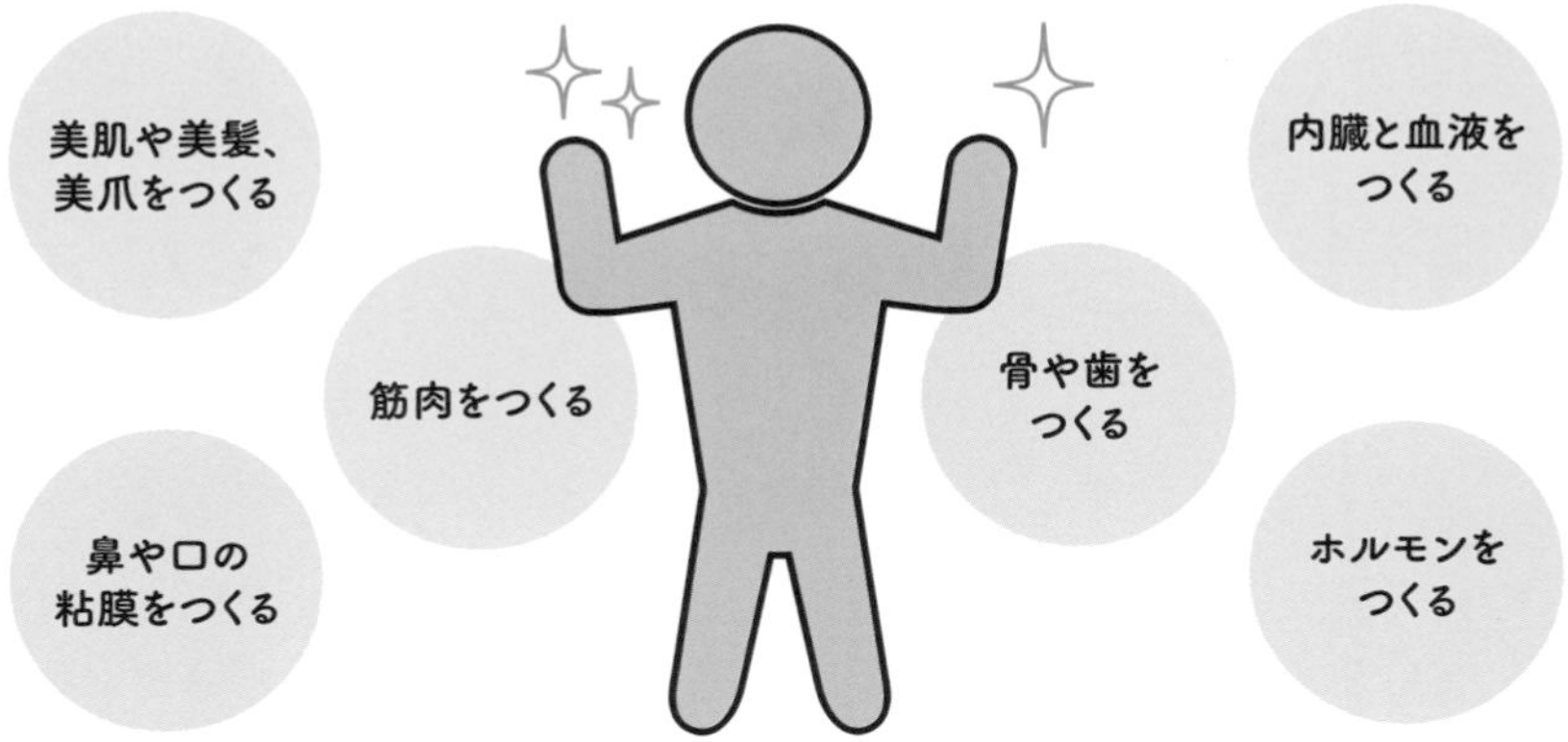
美肌や美髪、美爪をつくる
内臓と血液をつくる
筋肉をつくる
骨や歯をつくる
鼻や口の粘膜をつくる
ホルモンをつくる

「脂質（油）＝悪」の誤解が病気を招く

脂質とコレステロール値は無関係

かつて、脂（油）の摂り過ぎは体に悪いといわれた時代がありました。油を摂り血管から体に取り込めなければ高脂血症、血管にこびりつけば動脈硬化症、体に取り込めば肥満になると夢想されていたのです。

しかし、動脈硬化と因果関係の深い悪玉といわれるLDLコレステロールは、食事で脂質を控えれば減少するかといえば、そうとも限りません。**むしろコレステロール摂取を控えることで肝臓のコレステロール合成が増え、トントンになるとも考えられています。**中性脂肪については「脂質摂取が増えるほど、血中の中性脂肪値が低下しやすい」という科学的声明がアメリカ心臓学会から出ています。[*26] アメリカの食事摂取基準では、2015年、食べ物のコレステロール基準や脂質の基準を撤廃しました。[*27]

動物性脂質も植物性脂質も問題なく摂ることができますが、**トランス脂肪酸と過酸化脂質と呼ばれる古い油だけは避けてください。**液体の油を人工的に固形化するときにできるトランス脂肪酸は心臓病の発症に深く関連するといわれ、アメリカでは2018年から食品への添加を禁止しています。また、油は古くなって酸化すると有害な物質を発生します。**古い油を使って調理することに加え、揚げてから時間がたった揚げ物も気を付けるようにしましょう。**

「脂質を摂ると高脂血症」は間違い？

健常者と糖尿病患者で、脂質の摂取量と血中の中性脂肪の変動を調べた調査があり、それによると、脂質を摂るほど、血中の中性脂肪が低下しやすいという結果になった。

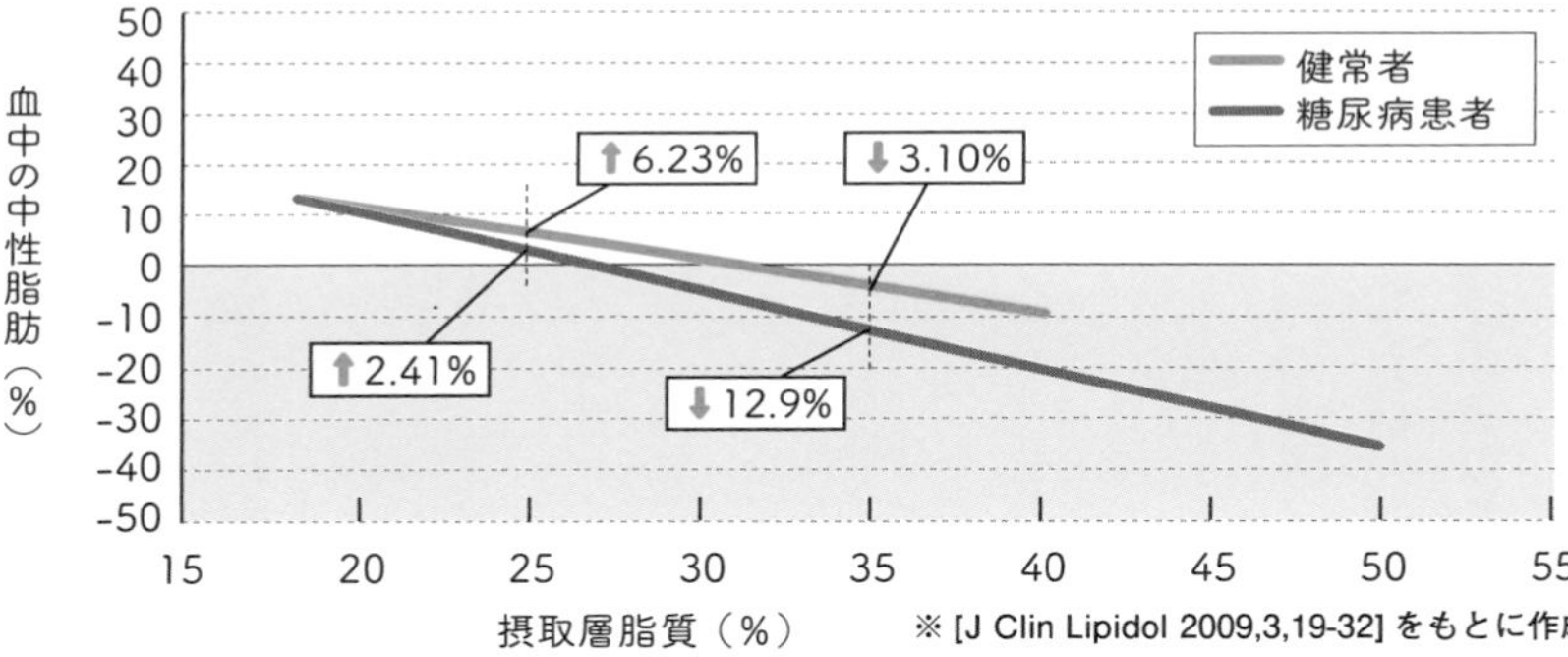

※ [J Clin Lipidol 2009,3,19-32] をもとに作成

脂質摂取は脳卒中を予防する？

飽和脂肪酸と心筋梗塞・脳卒中の発症率を比べた調査がある。日本人では、飽和脂肪酸と心臓病の関係性は不明だったが、飽和脂肪酸摂取量が増えると、脳卒中のリスクは下がることがわかった。

飽和脂肪酸と心筋梗塞の関係

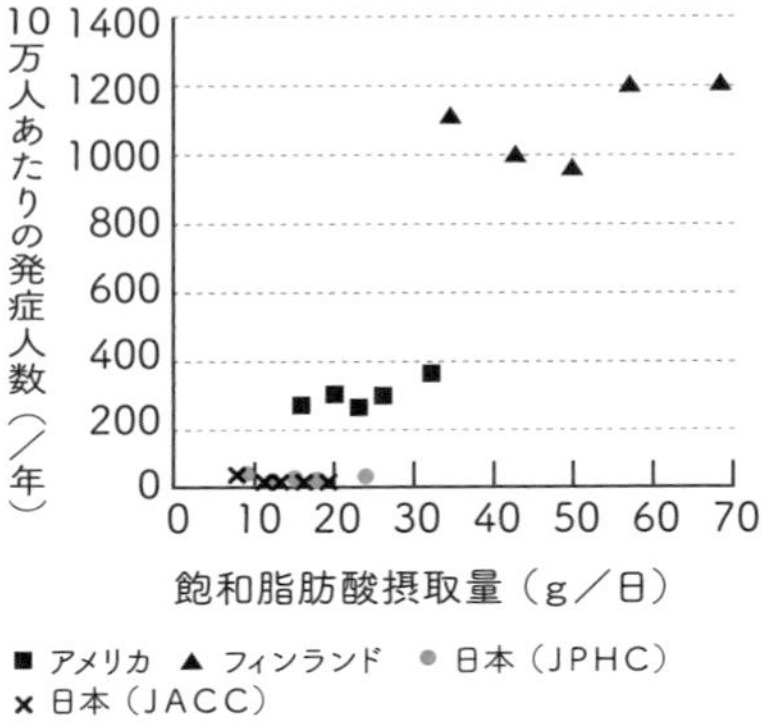

飽和脂肪酸と脳卒中の関係

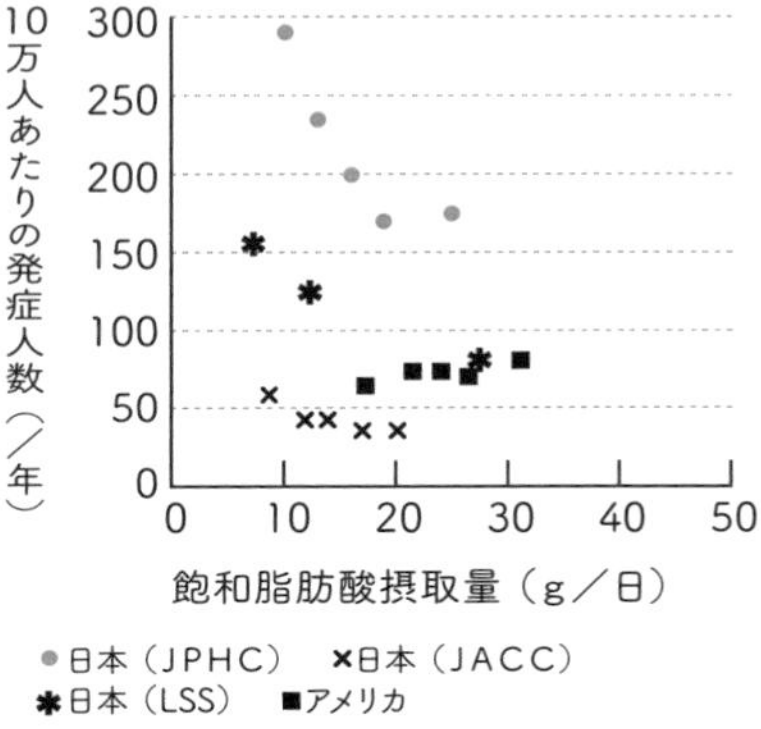

※ [Eur Hedrt 2013,34,1225-1232] をもとに作成

肉や魚、バターやオイルはたっぷり食べよう

肉の脂身だって食べていい！

かつて、飽和脂肪酸を多く含む肉やバターなど動物性脂質の摂り過ぎは動脈硬化の危険性があり、心筋梗塞や脳卒中などを発症しやすくなると考えられていました。しかし、2015年、アメリカの食事摂取基準が改定され、「食べる油は制限しません。なぜならば、それを控えても心臓病の予防にも肥満の予防にもつながらないからです」と明記されました。[*28]

また、日本人での飽和脂肪酸摂取と脳卒中との関係性を考えれば、**肉やバターといった動物性脂質もしっかり食べていいのです。魚の油も同様です。**「オメガ3（DHAやEPA）」という魚の油に関する調査で、しっかり摂ったグループは控えたグループより生存率が高かったという研究結果もあります。[*29]

肉類や魚介類の主な栄養素はタンパク質と脂質です。**タンパク質は体をつくるもとになるもので、脂質は糖質以上に有用なエネルギー源であり、また、細胞膜やホルモンを生成する材料です。**ダイエットでは避けられがちな肉の脂身ですが、それらの働きを助ける役目がありますので、むしろ積極的に摂るべきです。

ただし、**ソーセージやベーコン、ちくわといった肉や魚の加工品の中には糖質や塩分含有量が多いものがありますので、**食べる際は栄養成分表示を確認することが大切です。

肉類・魚介類はたっぷり食べていい

肉と魚は、タンパク質の重要な供給源。

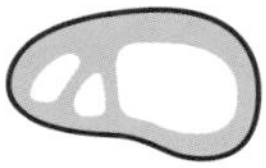

例）牛肉（各位）100 g　【糖質 0 ～ 0.6g】
豚肉（各位）100 g　【糖質 0 ～ 0.3g】
鶏肉（各位）100 g　【糖質 0 ～ 0.1g】

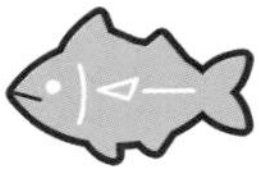

例）あじ 100 g　【糖質 0.1g】
かつお 100 g　【糖質 0.1g】
たこ 100 g　【糖質 0.1g】

例）あさり 100 g　【糖質 0.4g】
はまぐり 1 個　【糖質 0.3g】
しじみ 10 個　糖 【糖質 0.2g】

これは注意！

加工品には調味料の糖質が加えられていることも。

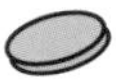

ロースハム1枚
【糖質 0.3g】

かまぼこ1切れ
【糖質 1.3g】

ちくわ 1 本
【糖質 14g】

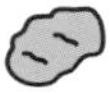

チキンナゲット1個
【糖質 3g】

脂質も良質なものを

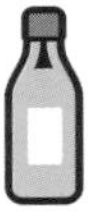

オイル

オリーブオイル、ごま油、なたね油
【すべて糖質 0g】

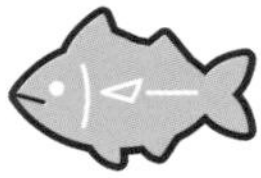

魚

EPA（エイコサペンタエン酸）や DHA（ドコサヘキサエン酸）が豊富に含まれている

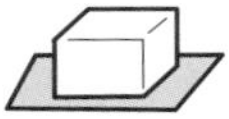

バター

有塩バター 100 g
【糖質 0.6g】

これは注意！

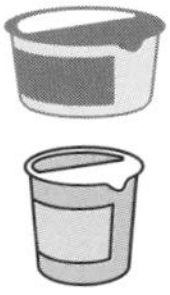

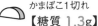

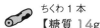

・ショートニング
・インスタント食品
（健康に害を及ぼすトランス脂肪酸の多いもの）

卵は栄養満点

卵は栄養素がふんだんに入っているおすすめの食材。

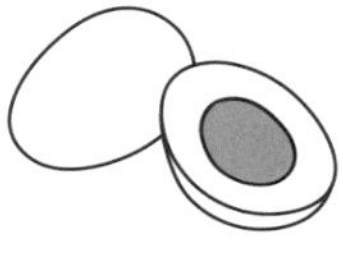

鶏卵 1 個（M サイズ約 60 g）
【糖質 0.2g】

ゆで卵にして
マヨネーズをかけると、
一緒に脂質も摂れて◎！

低糖質な食事の効果は1食目から出る！

生活スタイルを変えずに減量成功

ロカボでは食事を摂るたびに食後高血糖が改善されていきます。つまり、はじめたその1食目から効果が出るということ。**継続すれば、3か月後には食事前から高かった空腹時血糖値も下がり、1日を通して血糖値が安定するでしょう**。その改善率は約80%。実際に、被験者をカロリー制限食とロカボ食という2つのグループに分けて食事指導した結果、ロカボ食のグループだけ血糖値が改善され、中性脂肪も改善したという結果も出ています。

また、糖質制限をはじめると2、3日で体重がストンと落ちることがあります。それまで糖質と一緒に摂っていた塩分摂取も減って、その結果、体にたまっていた余分な水分量が減るためです。余分な水分の貯留によいことはありませんので、体脂肪の減少とともに「鬼に金棒」の効果といえるでしょう。糖質制限で痩せるのは、糖の代わりに脂肪をエネルギーとして消費する体になるからです。

糖尿病と診断された40代の男性がロカボをはじめた結果、3か月後には空腹時血糖値が278mg/dLから157mg/dLまで下がったという例もあります。**生活スタイルを一切変えず、糖質を脂質やタンパク質、食物繊維に置き換えただけで体はスッキリしたそうです**。無理のない食事法を続けた好例といえるでしょう。

体重が減り数値も改善！

ロカボを続けてもらった結果、血糖値やヘモグロビン値に効果が現われ、体重も減りダイエットに成功。

	空腹時血糖値（mg/dL）	HbA1c（%）	体重（kg）
52歳女性（7月～12月）	286 → 109	12,2 → 6.9	87.5 → 82.3
61歳女性（3月～9月）	170 → 118	7.1 → 6.2	58.4 → 55.0
62歳男性（6月～12月）	135 → 125	7.0 → 6.5	97.0 → 89.6
73歳男性（1月～7月）	183 → 112	8.0 → 6.2	60.0 → 59.5

ロカボのうれしい効果は6つ

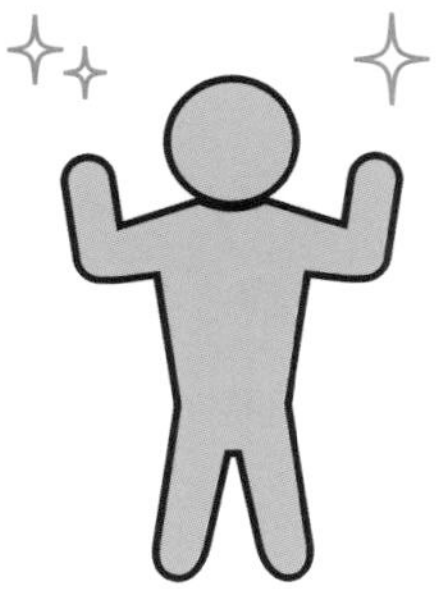

①肥満の解消と予防

栄養不足に陥ったり、空腹に我慢できずリバウンドしたりということもなく、健康的に痩せられる。

②メタボから卒業

メタボな人は健常者よりも、脳卒中や心臓病などの病気にかかるリスクが約30倍も高いという。

③いつまでも若々しく

余分な糖質はタンパク質と結び付いて糖化し、「老化物質」と呼ばれるAGEsを生み出す。

④がん予防

高血糖や血糖値の大きな変動は体の酸化を招き、これが発がんの原因となることも。

⑤認知症の予防

血糖値の大きな変動は、血管内皮細胞を傷つけ、脳細胞の死滅につながってしまう。

⑥集中力アップ

食後や日中の眠気が収まり、睡眠の質も向上。イライラしなくなり、仕事のコスパも上がる。

朝～夜の痩せる食事メニューの例

ここまででロカボがよいことはわかっても、いざ実践しようとしても難しいもの。このページでは、そのままマネしやすいメニュー例を紹介します。

仕事の忙しい会社員
A子さん（30代女性）

不規則な日々になりがちだが、料理はあまり好きじゃないので、外食が多い。肌荒れなど美容はとても気になる。

朝 ゆで卵と無糖ヨーグルト

マヨネーズをかけたゆで卵、無糖ヨーグルトにナッツやオリーブオイルをかけたものがおすすめ。

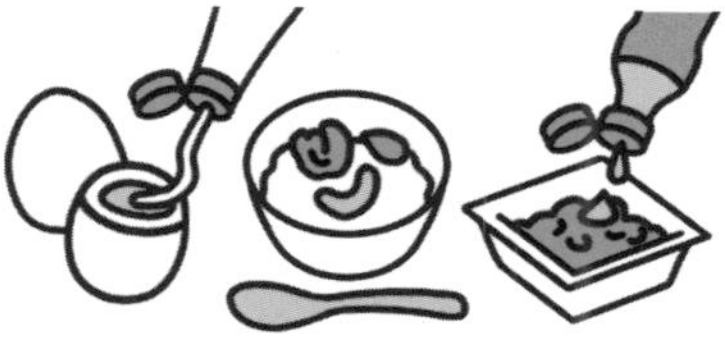

昼 具だくさんサンドイッチ

コンビニのハムサンドや卵サンドの糖質量は約30g。サラダや唐揚げなどをプラスするとよし。

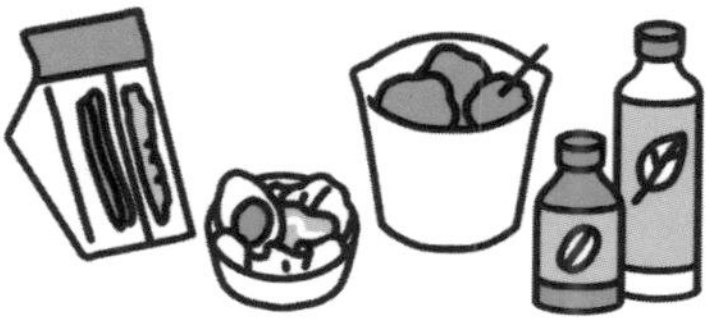

間食 板チョコ1／3枚

板チョコ１／３枚と素焼きのミックスナッツ。ナッツはたくさん食べてOK。

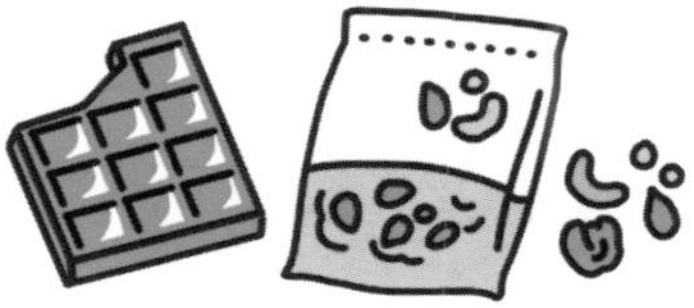

夜 時短メニューで楽に

パスタの麺を減らし野菜をたっぷりと入れて、市販のカルボナーラソースをかけて。サバ缶やイワシ缶など低糖質の缶詰を活用してもよし。

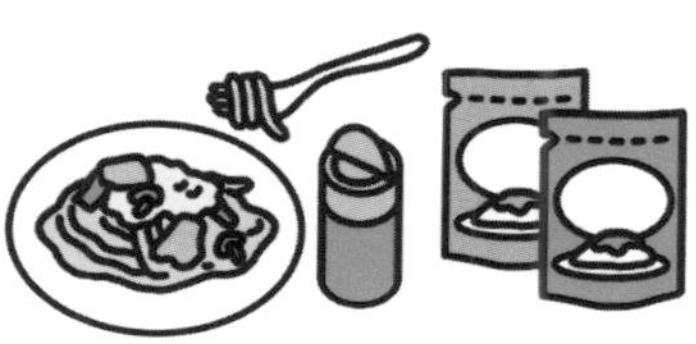

炭水化物大好き Bさん（30代男性）	毎晩夕食は会社の仲間や友だちと飲むことが多く、締めのラーメンは欠かせない。ご飯や麺類などの炭水化物は大好き。

朝 卵やソーセージ

朝食に脂質とタンパク質を摂ると昼と夜の血糖値上昇を防ぐことができる。パンを１枚にした分、満腹感を得るために、ソーセージをたくさん食べる。

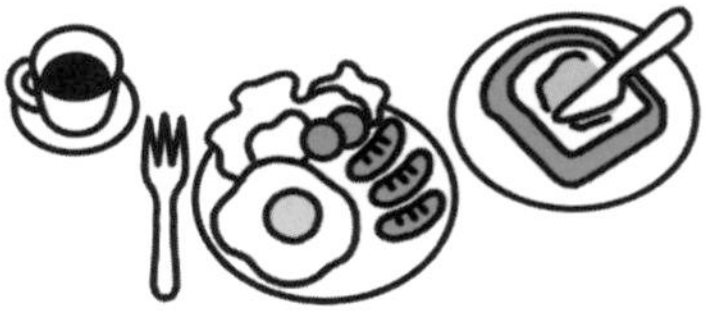

昼 主食を減らし、おかずを倍に

ご飯や麺など主食を半分に減らし、その分サラダや小鉢を１品プラス。主食を食べずに肉系のおかずを倍にすれば、ボリュームが出て食べ応えも満点。

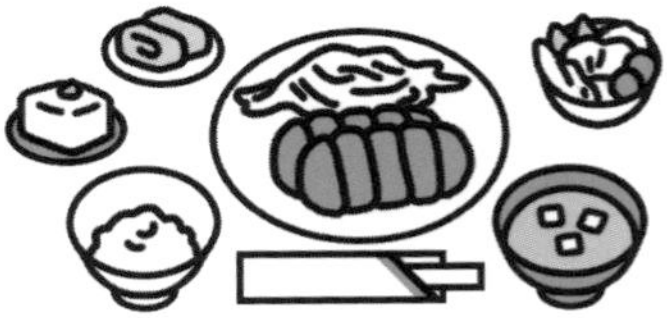

夜 3日に1回は家飲みを

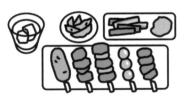

居酒屋では肉系のおつまみをオーダーし、ラーメンは週１に。３日に１回はチーズや野菜をつまみに家飲みをしよう。マヨネーズディップを付ければ満足感もアップ。

夜食 ナッツ類やチーズ

小腹が空いたら、食物繊維が豊富で低糖質のナッツ類を。ナッツ類は脂質が多く、脂質は血糖値の上昇を抑える。飲むならワイングラス１杯に。

食べるものよりも食べる順番が重要だった

糖質制限の合言葉「カーボラスト」

　健康的な食べ方として一般的に知られているのが、野菜から先に食べる「ベジファースト」です。[*30] しかし、**ロカボがすすめるのは糖質の多い主食やデザートを最後に食べる「カーボ（炭水化物）ラスト」です。** 魚→米、肉→米という順番が、米→肉という食べ方に比べ血糖値が上がらなかったという報告もあります。[*31]

　カーボラストにすると血糖値の上昇がゆるやかになるのは、**脂質（油）やタンパク質を最初に摂ることでインスリン分泌を促進する「インクレチン」というホルモンの働きが活発になり、血糖値の上昇を抑えるからです。** また、食物繊維が腸内の腸内細菌の働きによって短鎖脂肪酸という脂に変わりますが、その後、インクレチンが分泌されることもわかっています。

　カーボラストには、もう1つメリットがあります。**おかずをたっぷり食べると、主食に到達する頃には満腹になっているということです。**

そうすれば、主食は少しで済みます。主食を食べる時間も重要で、理想は食べはじめてから30分後。晩酌をする人なら、おかずをつまみつつゆっくり飲めば、30分はあっという間です。

　ただし、糖質の多いお酒への注意を忘れずに（詳しくは106ページ参照）。忙しい朝や時間が限られたランチでは難しいかもしれませんが、それでも20分は空けましょう。

ベジファーストよりもカーボラスト

食べる順番ごとに血糖値の上昇を調べたのが下のグラフ。炭水化物を先に食べる（カーボファースト）、ご飯と汁物とおかずを順番に少しずつ食べる（三角食べ）、炭水化物を最後に食べる（カーボラスト）に分けて調査。

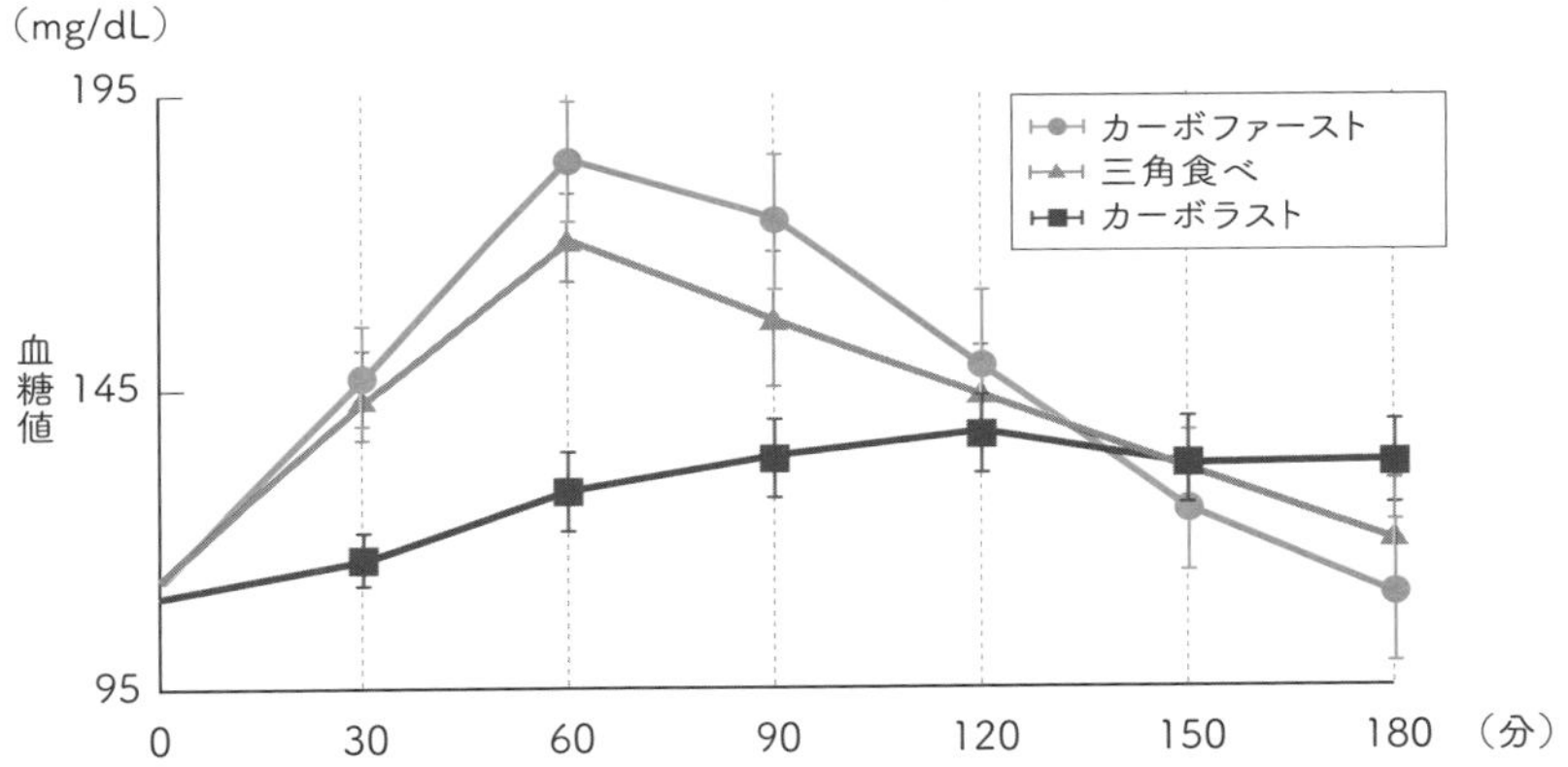

※ [J Clin Lipidol 2009,3,19-32] をもとに作成

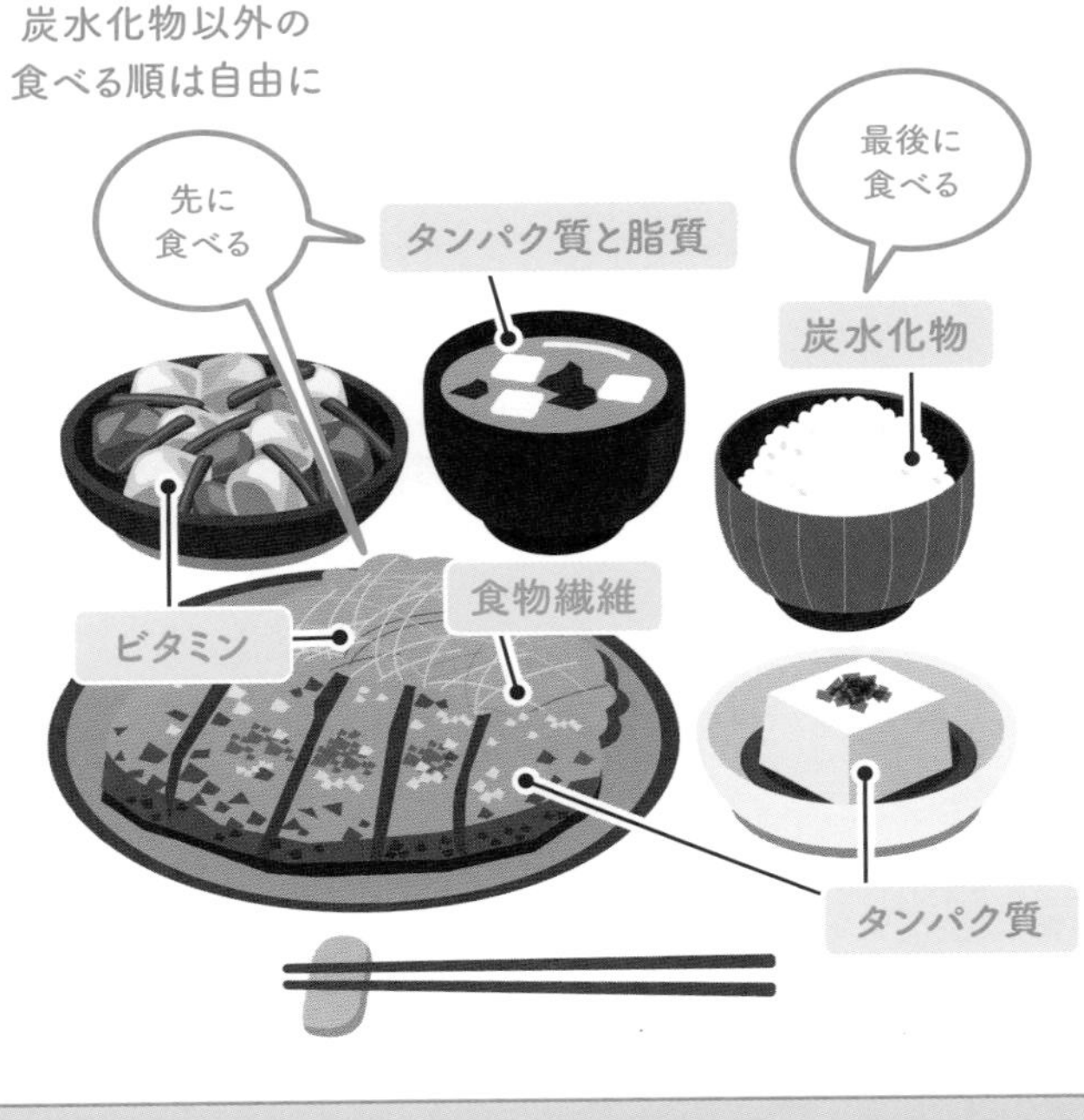

第2章

朝のフルーツはNG! 血糖値を上げない朝ご飯は?

「朝の果物は禁」と心得よう!

ヨーロッパのことわざ「朝の果物は金」とは、朝食に果物を食べれば体にいいということを表しているのですが、糖質制限において、それは誤りです。

73ページの図にあるように、バイオリズムとして朝には**血糖値を上げるホルモンがたくさん分泌されます**。つまり、朝食を食べなくても体は血糖値を上げる働きをしているのです。[*32]そこに果物を摂れば、ますます血糖値を上げてしまいます。しかも、**果物に含まれる果糖は、直後では血糖値をあまり上げないものの、習慣的に摂取していることで、やがてブドウ糖以上に血糖値の上昇を招きます。**

朝食は野菜のスムージーという人も増えています。スムージーで得られるのは、ビタミンやミネラルなどごく一部の栄養素です。低カロリーですが、その一方、**カロリーやタンパク質不足から筋肉の衰えを招きかねません。**また、スムージーにハチミツや果物を加えてしまうと、果糖もブドウ糖もたっぷり摂取してしまうことになります。

朝食には、ハムやソーセージ、ゆで卵、ナッツなど**脂質やタンパク質、食物繊維を積極的に食べましょう。**ヨーグルトなら高脂肪ヨーグルトを選び、低糖質のパンにバターをたっぷり塗るのもおすすめです。

朝食は抜かないのがベスト

1日の血糖値変動を示したのが下のグラフ。一番血糖値が高くなりやすいのが朝食後。空腹時間が長いのと、暁現象（夜間のインスリン拮抗ホルモン分泌増加により，明け方に血糖値が上昇する）が起こるためである。

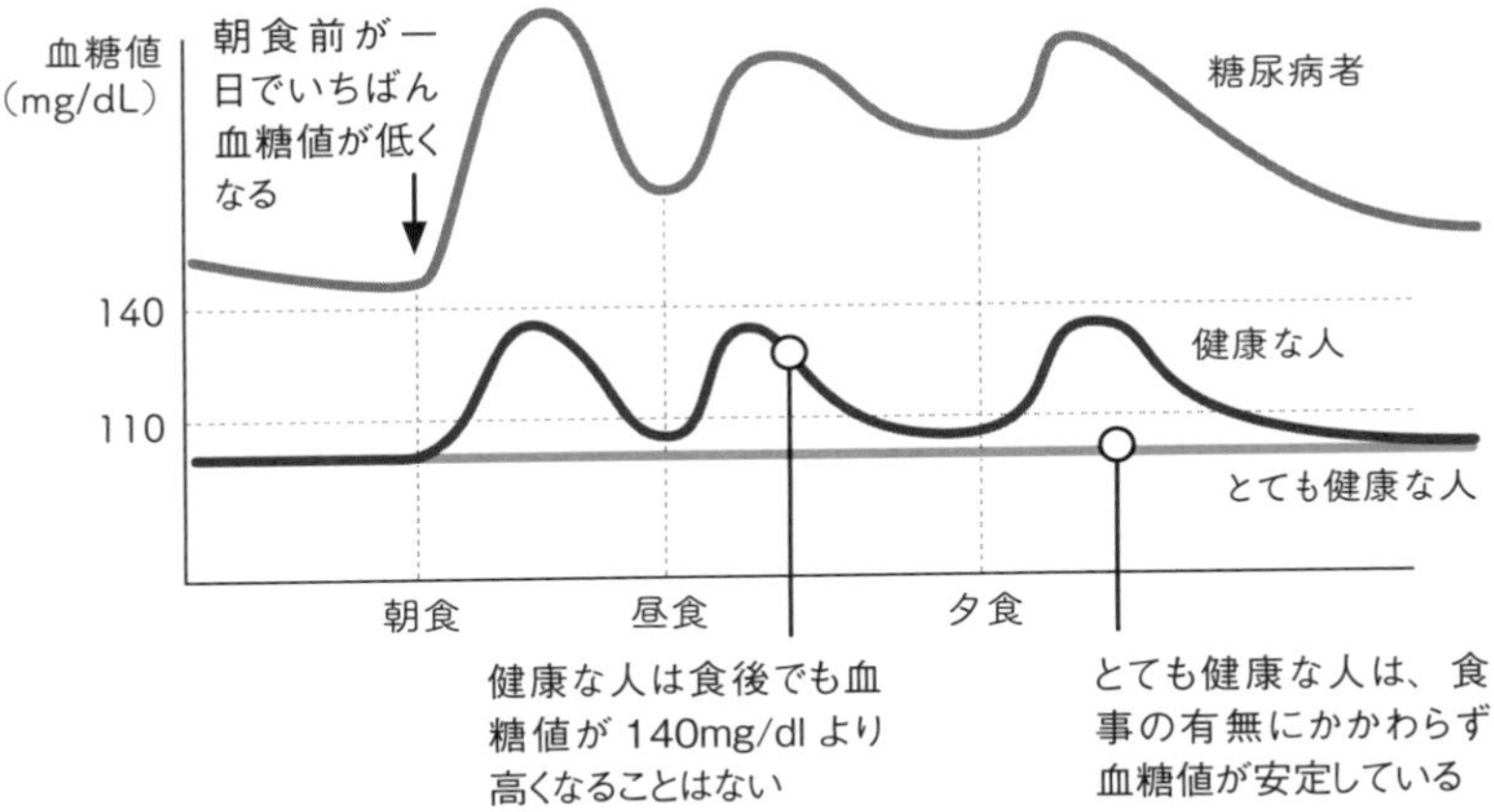

朝食メニューの注意点

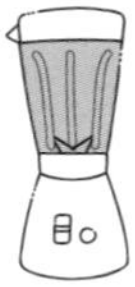

手づくりスムージー

ビタミン、ミネラルは摂れるが……

＋タンパク質やカルシウムも摂りたい

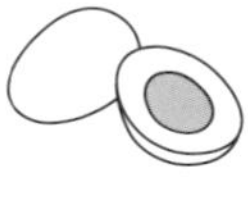

ゆで卵

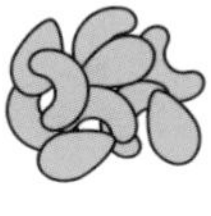

ナッツ

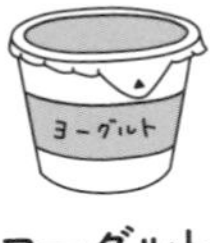

ヨーグルト

ここは注意！

野菜ジュース

市販のものは意外と高糖質。栄養成分表をよく見て。食物繊維が取り除かれていることも。

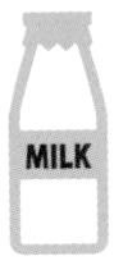

牛乳・豆乳

どちらも約 200 mlあたり糖質は 10 g。グラス1杯ぐらいが目安。

低糖質食品を上手に取り入れて炭水化物を摂る

手軽で安価な低糖質食品が増加中

糖質制限は健康的な体をつくるため、**誰にとっても意味あるものという認識が広まり、各食品メーカーが低糖質商品を次々と発売しています。**以前は低糖質食品を開発する食品メーカーの数が少なかったため、通信販売などで手に入れるしか方法がなく、しかも価格も決して安いものではありませんでした。ところが最近では、スーパーやコンビニエンスストアでも「低糖質」をうたった商品が手軽に手に入るようになり、価格もリーズナブルなものが増えています。

　糖質制限に踏み込めない理由の1つに、大好きな白米やパン、麺類、スイーツをガマンしなければならないという誤解があります。「ガマン」に不安を感じる人も多いはずです。では、**それらの好物を現在市販されている低糖質食品に置き換えてみてはいかがでしょう。**うどんやラーメン、パスタの糖質量が半分になれば、これまで同様、一人前を食べることができます。しかも、食品メーカーの努力により、最近の低糖質商品は、味や食べ応えも申し分ありません。

　ただし、低糖質だから安心と油断し、食べ過ぎてしまえば、当然糖質量がオーバーする危険もあります。また、**「糖質オフ」「糖質カット」など、低糖質と似たような意味の言葉もありますので、**購入する際は、糖質量（%ではなくg）をしっかりチェックしましょう。

ご飯・パン・麺を食べたいなら低糖質食品を活用

ここに示す糖質量は市販商品の一例。商品ごとに糖質量は異なるので、購入の際は栄養成分表示（76 ～ 77 ページ）で糖質量の確認を！」「ロカボマーク」は1食あたりの糖質が 20 ～ 40g の範囲内の「ロカボ商品」に表示される。糖質量がしっかり表示されているので、確認して購入すれば安心！

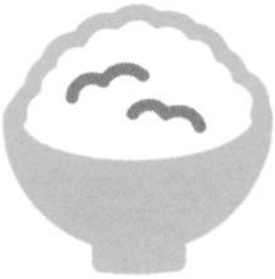

通常のご飯1杯
（約150g）
【糖質57g】
↓
低糖質ご飯1杯
（約150g）
【糖質35.0g】

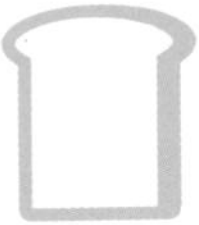

通常のパン6枚切り
1枚（約70g）
【糖質29.5g】
↓
低糖質のパン
1枚
【糖質5.5g】

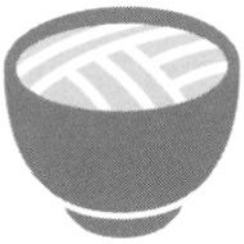

通常のそば1玉
（230g）
【糖質62g】
↓
低糖質のそば1食
（150g）
【糖質18.5g】

ロカボ

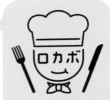

ロカボの条件を満たす商品に付けられる認証。

このマークが目印

コンビニやスーパーで手軽に購入可

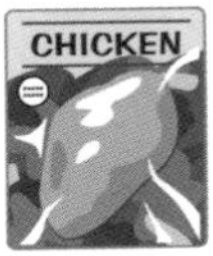

サラダチキン
100g
【糖質0g】

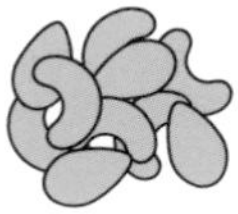

ミックスナッツ
80g
【糖質3.6g】

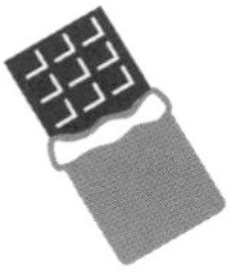

ミルクチョコレート
5粒
【糖質9.8g】

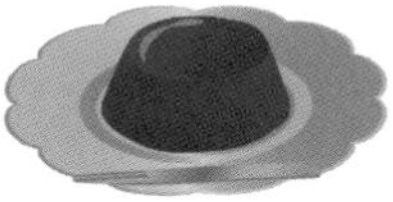

水ようかん
1個
【糖質3.8g】

自炊しなくてもOK！　低糖質を実現できる

第2章

太らない食べ方の第一歩 栄養成分表示を見るクセを付けよう

糖質量を確認し安心して食べよう

ロカボを実践するために欠かせないのが**食品の栄養成分表示です**。2020年4月に新たな食品表示制度が完全施行され、以来、栄養成分表示が義務化されました。そのため、現在では包装されている食品には必ず栄養成分表示が明記されています。必ず表記しなければならないのは、**熱量（エネルギー）、タンパク質、脂質、炭水化物、ナトリウム（食塩相当量）です**。

炭水化物は糖質と食物繊維を分けて表示される場合があります。「糖質が少ない」、あるいは「食物繊維が多い」のどちらかを伝えたいためです。逆にこれらの表示がない場合は、**炭水化物の量がそのまま糖質量に相当すると考えましょう**。

ここで気を付けたいのが、**成分表示の基準量です**。1袋、1個、100gなど、商品によってさまざまです。それをちゃんと確認しないで、糖質量が少ないと思い込み、摂取量を誤らないよう注意してください。

また、**意外と見落としがちなのが、飲み物に含まれる糖質量です**。500㎖のコーラには50g以上の糖質が含まれていて、ご飯茶碗1杯分とほぼ同じ量。サイダーやスポーツ飲料など甘みを感じる飲料も高糖質です。どんなに健康によさそうなイメージであっても栄養成分表示をきちんとチェックしましょう。

栄養成分表示の見方

栄養成分表
1袋（35g）あたり

表示されている数値が、商品の全体量なのか一部なのか要チェック。

エネルギー　214kcal
タンパク質　3.2g
脂質　17.2g
炭水化物　13.5g
ナトリウム　40mg

ナトリウムは塩分（食塩）相当量が示されていることも。

炭水化物は食物繊維と糖質を合わせた量。区分されて表記されていない場合、炭水化物量がほぼ糖質量と見てよい。

原材料名　チョコレート、アーモンド、ココナッツ、ヘーゼルナッツ、水飴、砂糖／乳化剤、甘味料、光沢剤、増粘剤、（一部に小麦・乳成分・大豆を含む）

原材料は含まれている量の多い順番に表記されている。砂糖などが前のほうにあったらご注意を。

飲み物にご注意！

OK 無糖の飲み物

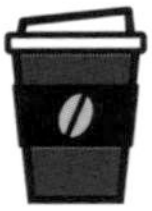

コーヒー　100g
【糖質0g】

紅茶・お茶　100g
【糖質0～0.3g】

NG 甘い飲み物

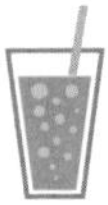

りんごジュース
（ストレート）200g
【糖質23.6g】

スポーツ飲料
500mℓ
【糖質25.5g】

角砂糖5～8個分にあたることも！

「砂糖不使用」「ノンシュガー」の表示に惑わされない

糖質と糖類の違いに要注意！

健康志向の高まりから、「糖質ゼロ」をうたった商品がスーパーやコンビニエンスストアに並んでいます。これらの商品はありがたい存在ですが、**「低糖質」の定義はないのです。**

さらに気を付けなければいけないのが、「糖質ゼロ」「低糖質」に似た表現の商品が多いことです。中でも紛らわしいのが「糖類ゼロ」「低糖類」という表示です。言葉は似ていますが、中身はまったく違います。「糖質」は炭水化物の一種で、体のエネルギー源になるものです。一方の「糖類」は「糖質から三糖類以上の糖とその他を除いたもの」の総称で（11ページ参照）、血糖値を上げます。

一方の「糖類ゼロ」は、食品100gあたりの糖類量が0・5g未満、「低糖類」は食品100gあたりの糖類量が5g以下という定義があります。**糖類がゼロであっても糖質はゼロでないということ。**消費者庁の栄養成分表示ガイドラインには低糖質についての規定がありません。「糖類」で商品に強調表示をする商品が相応にあります。それに惑わされないように気を付けましょう。

ただしドリンクの場合、「糖類ゼロ」であれば、**主に使用されている糖アルコール（糖質）は基本的に血糖値を上げないため、実質的に糖質ゼロと考えて大丈夫です。**

糖質ゼロ、低糖質……何が違うの？

ちまたでは「糖類ゼロ」「低糖質」など、似た表現の言葉が飛び交っているが、意味合いは異なっている。買い物や食事で選ぶ際に注意したい。

○ 食べてもいい食品

糖質フリー

消費者庁の栄養成分表示ガイドラインとは独立で、100g（100ml）中の糖質が0.5g未満の飲食物を指す。糖質含有量はほぼゼロで最も少ない。

糖質オフ

消費者庁の栄養成分表示ガイドラインとは独立で、対照商品と比較し、その差が25％以上の場合に使用。「●％オフ」などと数字を示し表示される。

低糖質

通常の食品より糖質量が少ないもの。糖質オフとほぼ同様の概念で使われることが多い。同様に、栄養成分表示ガイドラインとは独立している。

▼

血糖値を上げにくい

× 要注意！な食品

砂糖不使用

加工段階で砂糖を使用していないことを意味する。ただし、ブドウ糖などは使われている場合があるので、食後高血糖につながる恐れがあり。

低糖、微糖、糖分控えめ、糖分カット

「微、低」などとうたえるのは、食品100gあたり糖類5g以下、飲料100mℓあたり糖分糖類2.5g以下。糖質なのか糖類なのかがあいまいでわかりにくいが、糖類だけ控えて糖質が多いという悪意のある商品はまずない。

ノンシュガー、無糖、シュガーレス、糖類ゼロ

100g（100mℓ）あたりの糖類（単糖類と二糖類）が0.5g未満なら「ゼロ、無、ノン、レス、フリー」が使えるが、多糖類や糖アルコールが入っていることもある。糖アルコールはほとんどが血糖値に影響を与えないが、マルチトールは確実に血糖値に影響を与える。

▼

血糖値を上げてしまう可能性あり！

POINT

いずれも「％」ではなく「g」の数値をチェック！

外食時のお店やメニューの選び方

ハンバーガーだって食べていい！

外食でロカボを実践するのも難しくありません。外食メニューに含まれる糖質量を公式ＨＰなどから、ある程度把握していれば、おいしく楽しめます。シンプルな方法ですが、**定食などの場合は最初からご飯を少なめにしてもらい、積極的に冷ややっこや唐揚げなど、低糖質の１品メニューを追加しましょう。**最近はチェーンの牛丼店にも、ご飯を豆腐やキャベツに置き換えたメニューを提供しているところもあります。

ヘルシーなイメージのある和食ですが、**味付けにみりんや砂糖を多く使っていることもあるため、高糖質になりがちです。味付けに甘味料をほぼ使用せず、あっさりとした味付けの肉や魚から脂質とタンパク質をたっぷりと摂れる洋食のほうがおすすめです。**

カロリーや脂質を制限する場合にＮＧとされがちなハンバーガーもＯＫ。店によって差はありますが、ハンバーガーのバンズ（パン）の糖質は約30ｇ。１食の糖質量20～40ｇの範囲内ですので、バーガーの中身やサイドメニューを工夫し、40ｇに抑えるよう工夫すれば大丈夫です。ただし、**パテに衣のついた揚げ物やテリヤキなど甘い味付けのものは糖質量が多いので注意が必要です。**バンズを低糖質パンに変えられるハンバーガー店もありますので、それらを上手に組み合わせて外食を楽しみましょう。

外食でロカボを実践するなら

外食で低糖質を実現するのは難しいと思われがちだが、お店やメニューをうまく選んで、糖質の摂り過ぎに注意しよう。公式サイトの栄養成分表もチェックするとよい。

ハンバーガー店

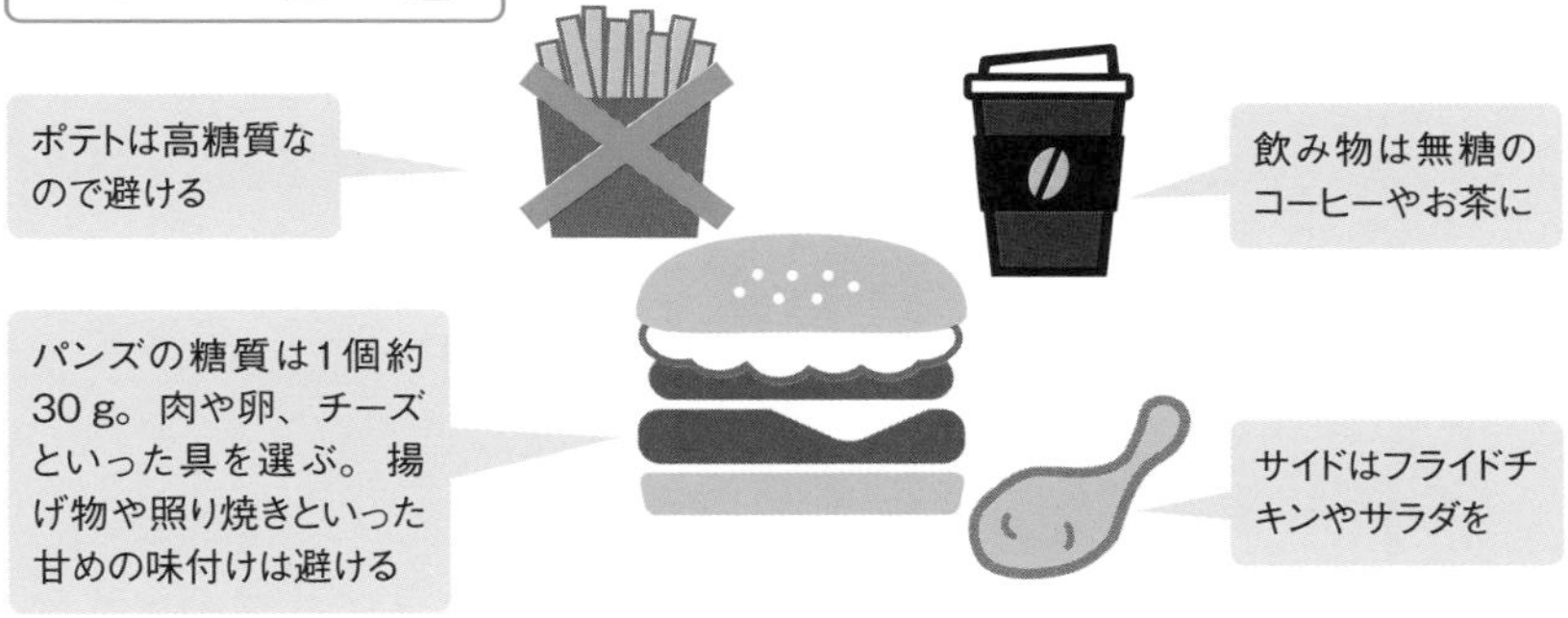
ポテトは高糖質なので避ける
飲み物は無糖のコーヒーやお茶に
パンズの糖質は1個約30g。肉や卵、チーズといった具を選ぶ。揚げ物や照り焼きといった甘めの味付けは避ける
サイドはフライドチキンやサラダを

牛丼店

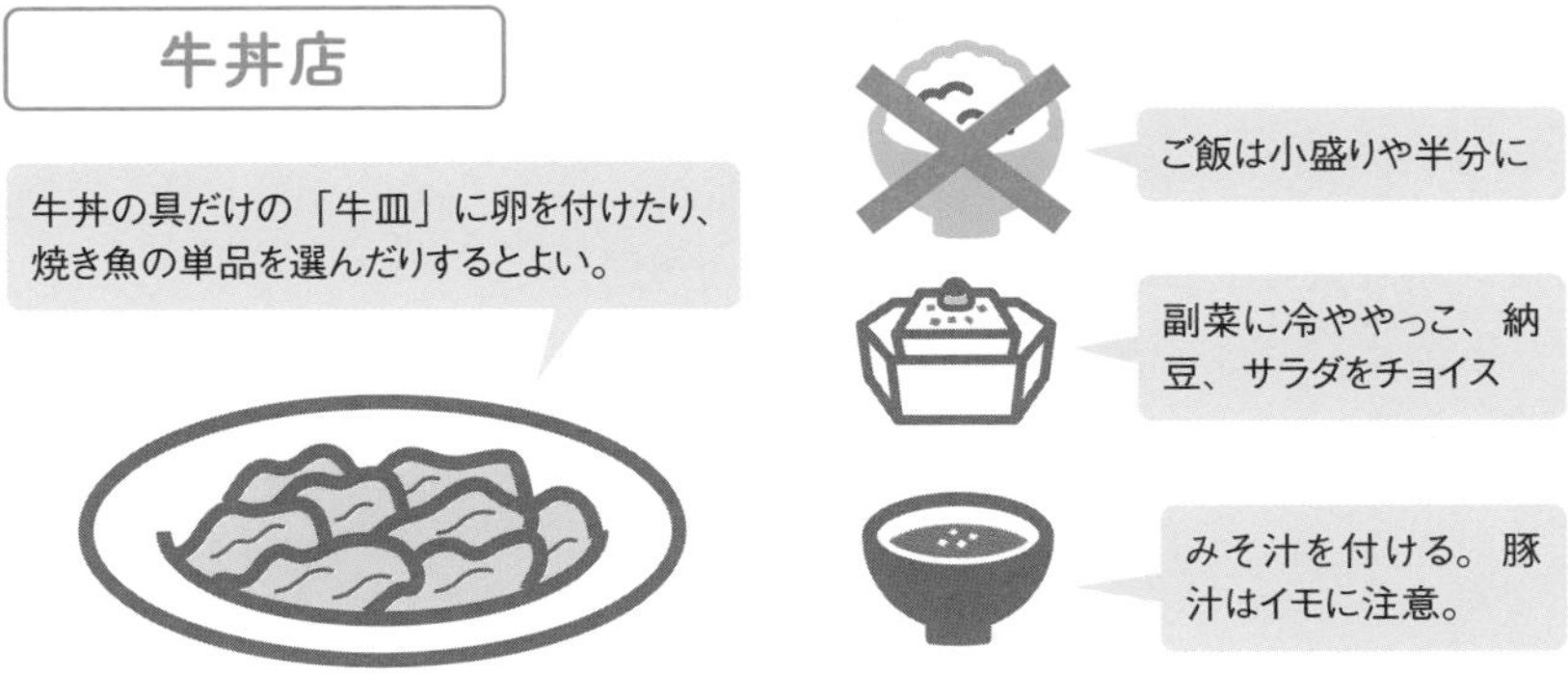
牛丼の具だけの「牛皿」に卵を付けたり、焼き魚の単品を選んだりするとよい。
ご飯は小盛りや半分に
副菜に冷ややっこ、納豆、サラダをチョイス
みそ汁を付ける。豚汁はイモに注意。

OK

・洋食店　・ファミリーレストラン

パンを少なめにしてメインを多めにするとよい

NG

・和食店　・中華料理店

しょう油、みりんなど糖質の多い調味料が多い

COLUMN 3

「糖尿病＝太っている」わけではない

日本人は太ってなくても糖尿病の危険がある!?

「太っている人は糖尿病になりやすい」、そう考えている人もいるかもしれませんが、**実は日本で糖尿病を発症する人は欧米の患者ほど太ってはいません**。虎の門病院が糖尿病を発症した人のデータを調べたところ、体格指数を示す「BMI（体重÷身長÷身長）は平均24.4という結果になりました。日本で肥満とされるのはBMI25以上です（第1章29ページ）。＊ つまり、**日本人は太っていなくても糖尿病を発症することのほうが多いのです**。

欧米人はインスリンの分泌能力が高く、糖質の高い食事を摂ればインスリンが大量に分泌され、どんどん脂肪細胞へ糖を取り込みます。肥満の患者が多いのはそのためです。

一方、日本人はインスリンの分泌能力が低いため、すぐに分泌が追いつかなくなり、脂肪細胞に取り込まれない分の糖が血液中にあふれ高血糖を引き起こしてしまうのです。**太っていないから大丈夫などと油断せず、糖質の摂り過ぎには気を付けたいものです**。

＊ J Diabetes Investing 2015; 6（3）:289-294

第3章

炭水化物のギモン

炭水化物の摂り過ぎで起きる病気、
糖質量が意外と多い食品、
お酒を飲むときや間食をするときの
炭水化物の摂り方など、
炭水化物についてさらに詳しく解説します。

「利用可能炭水化物」って何？

糖質を細かく分類してみれば……

かつて炭水化物は直接重量を測定することが不可能で、栄養成分表示においては、食品の全重量からほかの栄養素と水分などの重量を引いて算出していました。しかし、2015年に文部科学省が「日本食品標準成分表」を改定し（七訂）、「利用可能炭水化物」が掲載されるようになりました。**利用可能炭水化物とは、エネルギーとして利用できる炭水化物のことで、**でん粉（多糖類）、ぶどう糖や果糖などの単糖類、ショ糖や乳糖などの二糖類、オリゴ糖類の一部など、1gあたり3・75kcal以上あり、血糖値を上げるものです。**本書では、この利用可能炭水化物のことを糖質と表現しています。**

一方、糖質という用語は四訂日本食品標準成分表（1982年）で使用された言葉で、炭水化物から食物繊維を引き算した部分を示す言葉として用いられました。しかし、糖アルコールのような、エネルギーがほぼゼロであって※、血糖値を上げない物質は糖質に含まれますが、利用可能炭水化物には含まれません。**利用可能炭水化物と糖質とは本来は異なっているのです。**

さらに、日本食品標準成分表は2020年に全面改訂され（八訂）、炭水化物の分類などが変更されました。改定後の成分表では、糖質のエネルギー量は1gあたり4kcalから3・75kcalと変更されています。

※例外的にマルチトールという糖アルコールは1gあたり3kcalのエネルギーを持ち、ブドウ糖の半分程度の血糖上昇作用を示す。

利用可能炭水化物とは何か

利用可能炭水化物とは、体内で利用できる（消化吸収される）炭水化物を示す。糖質から糖アルコールを差し引いたものと考えるとわかりやすい。

利用可能炭水化物 ＝ **糖質** − **糖アルコール**

消化吸収されにくく、利用可能炭水化物とは分けて考える。

利用可能炭水化物は3種類ある

例）白米（うるち米）　可食部 100 gあたり

炭水化物					
利用可能炭水化物			食物繊維総量	糖アルコール	炭水化物
利用可能炭水化物（単糖当量）	利用可能炭水化物（質量計）	差引き法による利用可能炭水化物			
38.1g	34.6g	36.1g	1.5g	――	37.1g

利用可能炭水化物（単糖当量）

エネルギーとして利用性の高い、でん粉、単糖類、二糖類を単糖の質量に換算した総和。エネルギー計算の際に用いる。単糖当量としての利用可能炭水化物は、質量の直接の合計である質量計での利用可能炭水化物をすべて加水分解した状況で計算されるため、分解に加えられた水の重量分だけ重くなる。

利用可能炭水化物（質量計）

でん粉やぶどう糖、果糖などの利用可能炭水化物を直接分析または推定した値で、これらの質量の合計。摂取量を算出する際に用いる。概念的には最も糖質に近い。また、文部科学省がその食品の利用可能炭水化物を測定していない食品では差し引き法で示さざるを得ない。

差引き法による利用可能炭水化物

食品 100g から水分、タンパク質、脂質、食物繊維総量、有機酸、灰分、アルコールなどを差し引いた値。

※文部科学省「日本食品標準成分表 2020 年版（八訂）をもとに作成

実は利用可能炭水化物の少なかった食品は……

ごぼう
100g あたり 1.1 g

ナチュラルチーズ（クリーム）
100g あたり 2.5 g

118 ～ 126 ページの「食品別炭水化物量一覧」では、利用可能炭水化物は単糖当量の数値を掲載し、単糖当量が明らかでない場合は差引法の数値を採用。

血糖異常は深刻な病気につながる

血糖値改善が何よりの病気予防

日本人の約6人に1人が血糖異常と判断されますが、**40歳以上に限定すると、その割合はなんと3～4人に1人です。**

血糖異常者とは、「糖尿病が強く疑われる人」と「糖尿病の可能性を否定できない人」を指します。「糖尿病予備軍」ともいえる「可能性を否定できない人」の段階で血糖値を改善しなければ、その先には深刻な病気が待っています。まず、太い血管に動脈硬化症が進行しはじめ、やがて、冠動脈疾患といった心臓病や脳卒中などの生命に関わり得る障害へとつながります。さらに、疫学的には「糖尿病」と分類してよいとされる「強く疑われる人」では、毛細血管にも障害が生じ、神経や目、腎臓に**「糖尿病性神経障害」「糖尿病性網膜症」「糖尿病性腎症」といった「糖尿病の三大合併症」が生じます。**動脈硬化症も含めて、これらの血管の障害は一度生じると、完全な回復は困難といわれています。

また、高血糖はがんのリスクを高めます。大腸がんや肝臓がん、すい臓がんの発症率を見ると、糖尿病の人は、健康な人に比べ1・4～2・0倍ほど高くなることがわかっています。

「メタボリック・ドミノ」と呼ばれる、病気の負の連鎖のはじまりは、食後高血糖などの血糖異常です。自覚症状がなくても、ロカボを実践し血糖値を安定させることが何よりの予防です。

炭水化物（糖質）過剰摂取が招く病気

炭水化物の過剰摂取が大きな問題となり、日本人に糖尿病や血糖異常者が増えてきている。

日本人の40歳以上
3～4人に1人

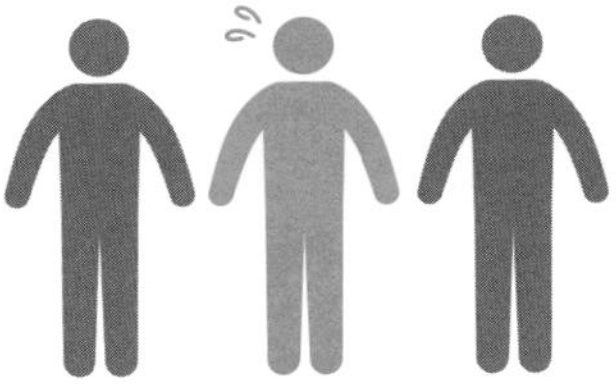

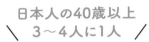

血糖値に
異常あり!

日本人は欧米人に比べ、インスリン分泌が少ないか、遅いことも関係している。

糖尿病を発症、あるいは発症前から
さまざまな合併症を招く

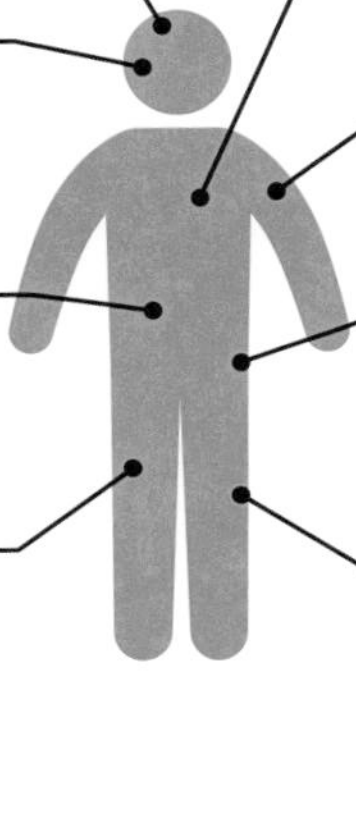

脳
脳卒中や脳梗塞の恐れあり。いつの間にか認知症も。

目
目の網膜にある細い血管に起こる網膜症の恐れあり。

腎臓
腎機能の低下。人工透析を行わないといけなくなる。

脚
脚の血管に動脈硬化が進み、動脈硬化症・末梢動脈疾患などを発症する。

心臓
動脈硬化が進み、狭心症や心筋梗塞の恐れあり。心房細動という不整脈のリスクも高まる。

免疫
免疫力が低下し、感染症にかかりやすくなる。

神経
両足のしびれや痛みなど神経障害が起こり、全身の神経に障害が起こる。

その他
水虫などから潰瘍《かいよう》や壊疽《えそ》を起こすことも。

老後寝たきりや認知症を防ぐカギも血糖値

血糖値改善でアンチエイジング！

肌にシミやシワが増えたり、ひざや腰が痛んだり、**加齢によって起こるさまざまな変化にも高血糖が関係していると考えられています。**血糖値が高い状態が続くと、血液中にブドウ糖があふれることになり、やがて、それがタンパク質と結び付きます。**これが「糖化」という反応です。**糖化によってタンパク質が劣化するとAGEs（終末糖化産物）という物質が生まれ、これが蓄積されると体の機能が低下し、老化現象として現れます。また、血糖値スパイクといわれる、**食後高血糖によって引き起こされる血糖値の急激な上下動も酸化ストレスを生み、**こうした老化を進ませる一因にもなります。

さらに、**血糖異常の人は、そうでない人に比べアルツハイマー型認知症の発症リスクが1・6倍高いことがわかっています。**[*1] 脳血管が動脈硬化症で障害を受けるだけでなく、脳細胞そのものが高血糖の負担で老化してしまうからです。

カロリー制限は骨や筋肉を衰えさせます。[*2] 高齢者に増えている**「ロコモティブ・シンドローム（運動器症候群）」は筋力と骨密度の低下により、転倒しやすくなったり、簡単に骨折したりする**など、寝たきりの要因になると問題視されています。ロカボなら、筋肉量を維持したまま血糖値を下げられ、認知症の発症や寝たきり予防につながると期待されるのです。

高血糖が老化を加速する!?

余分なブドウ糖がタンパク質と結び付いて、「体の焦げ」ともいえるAGEsという物質が生成される。

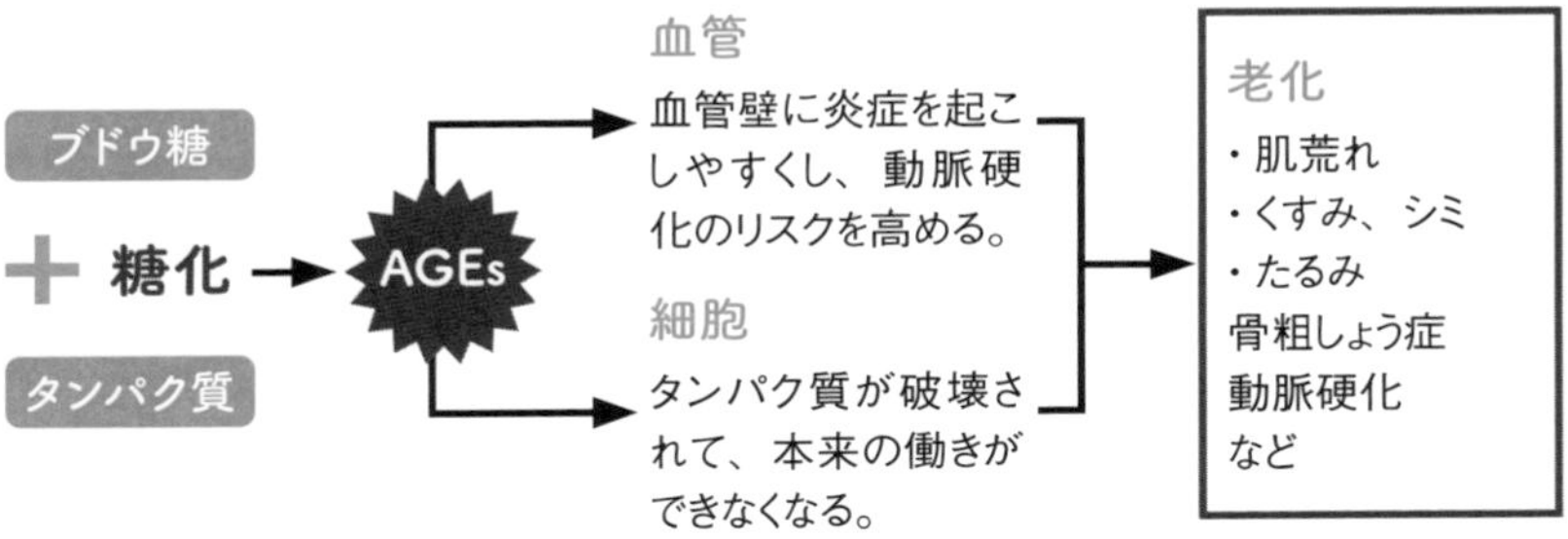

エネルギー制限食は骨がスカスカに

肥満のない成人に対し2年間、エネルギー制限をとってもらった場合の骨密度を調べた研究がある。大きな骨がすべて減少という結果に。

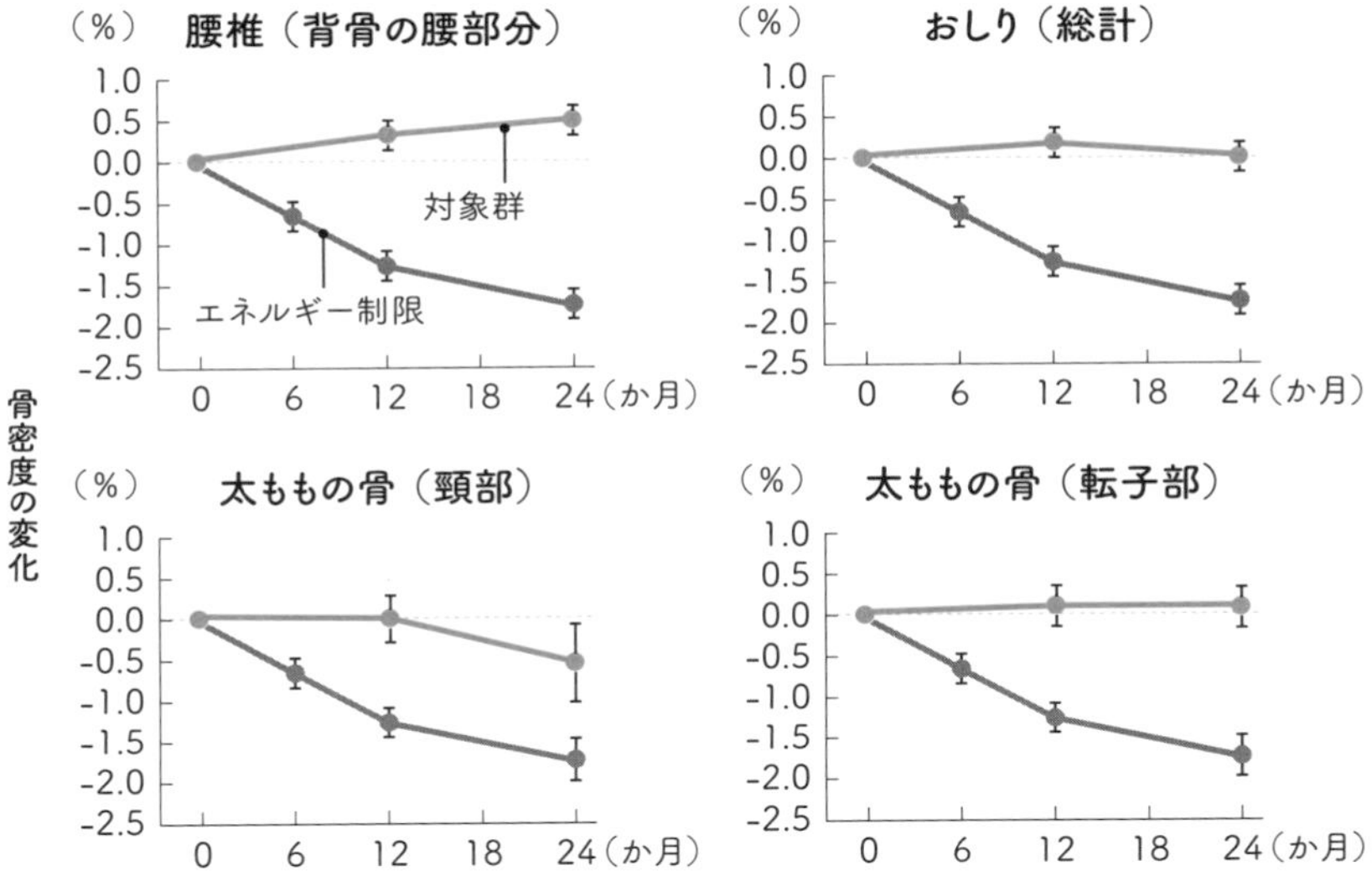

※[J Bone Miner Res 2016,31,40-51]をもとに作成

糖尿病に効果があるのはカロリー制限ではなく糖質制限

糖質制限と運動で高血糖を撃退！

糖尿病は大きく3つに分けられますが、**全体の9割以上が「2型糖尿病」です。**2型糖尿病は遺伝的体質に加え運動不足や肥満が原因で発症するタイプ。一般的に糖尿病という場合は「2型糖尿病」を指し、治療ではおもに「食事療法」と「運動療法」と「薬物療法」が行われます。

日本では食事療法としてカロリー制限が推奨されていますが、**ヨーロッパでは以前から「過体重や肥満でない人にカロリー制限は不要」とガイドラインに明記され、**[*3] アメリカは1994年の時点でカロリー制限は長期の成績が出せないことから推奨をとりやめ[*4]、**現在は「血糖管理には糖質制限が最も有効」としています。**[*5]

アメリカでは2008年に、米国糖尿病学会が食事療法に糖質制限を採用。それ以降、新規の糖尿病発症者数は徐々に低下しているとの報告があります。[*6] 日本人の糖尿病患者を対象にした研究を総括した研究でも、糖質制限食は他の食事と比べ有効性（優越性）を示しています。[*7]

つまり、**高血糖の改善に糖質制限はベストということ。食事療法と並行して行いたいのが、運動療法です。**効果が早く出るのはウォーキングや軽いランニング、ストレッチなどの有酸素運動です。筋トレ（レジスタンス運動）も効果があります。なお、転倒リスクのある方では、ヨガや太極拳を行うのも重要です

糖尿病は一生付き合う病気

健康診断では食後の血糖値を測ることはできないため、自宅で血糖値を測定するのがおすすめ。

血糖値は食後測定を

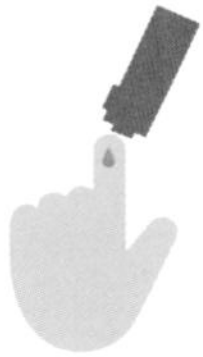

① 指先に採血器具のハリを刺して、微量の血液を出す。

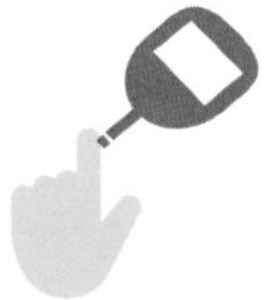

② 測定器のセンサーに血液を染みこませる。

③ 数秒後に血糖値が表示される。

ポイント

- 食べはじめてから1～2時間後に測定
- 指先での採血で痛みの多い人は手のひらでもよい
- 結果はノートなどに記録しておくとよい

血糖値の判定

血糖値の基準値と判定区分を示した右の表を参考に判定を。正常は空腹時110mg/dL未満かつ食後140mg/dL。

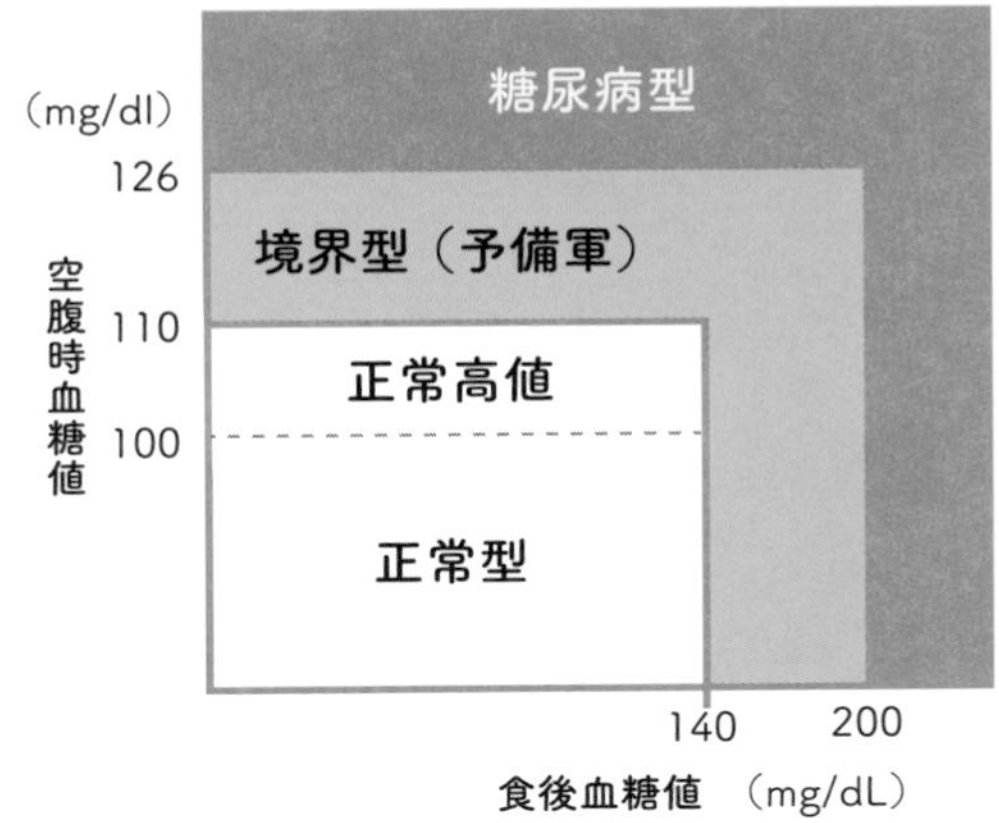

70mg/dl未満の低血糖にも要注意！

血糖値は低すぎても万病のもと。低い数値にもご注意を。

※［日本糖尿病学会編「糖尿病治療ガイド 2022-2023」］をもとに作成。

一見ヘルシーに見えるけど実は太りやすい食品

イモ類の糖質は主食とほぼ同じ!

ロカボでは主食を減らし、その分野菜をたくさん摂ることを推奨していますが、野菜の中には糖質の高いものも存在します。**じゃがいもやさつまいもなどのイモ類、かぼちゃ、れんこん、とうもろこしなどは主食並みに糖質を含んでいます。**これらの食材を使ったポテトサラダや煮物などのおかずは主食と同じくらいに糖質があると思ってください。

また、朝食に重宝するコーンフレーク、メキシコ料理のタコスやトルティーヤ、ポップコーンもとうもろこしが原料ですので、食べ過ぎには注意しましょう。また、**ヘルシーなイメージのある春雨やビーフンなども、緑豆でんぷんや米が原料ですので、糖質は多く含まれています。**

健康志向の高まりで、雑穀を食べる人が増えています。雑穀は食物繊維などの栄養を豊富に含んではいますが、**穀類ですので、高糖質には変わりありません。**同じようにヘルシーな食材として注目の豆類の中にも、きなこや小豆、そら豆など、糖質が比較的多いものがあります。豆類だけのおかずや、小豆やグリーンピースなどの炊き込みご飯は控えめにしましょう。

一方、豆腐や納豆、油揚げなどの大豆製品は糖質が少ないうえに、肉や魚並みに**良質なタンパク質を豊富に含んでいますので、量を気にせず満足するまで食べても大丈夫です。**

一見ヘルシーそうだけど……

健康的でダイエットにいいとうたわれている食品にも、高糖質のものが意外と多いもの。選ぶ際にはご注意を。

糖質の多い要注意食品

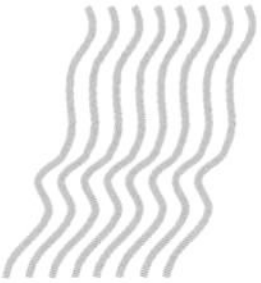

ビーフン75g
【糖質59.3g】

春雨15g
【糖質12.8g】

くずきり20g
【糖質17.4g】

これならOK！

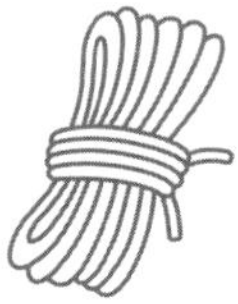

ところてん150g
【糖質0g】

しらたき200g
【糖質0.2g】

寒天5g
【糖質0g】

豆類も食べる量に注意を

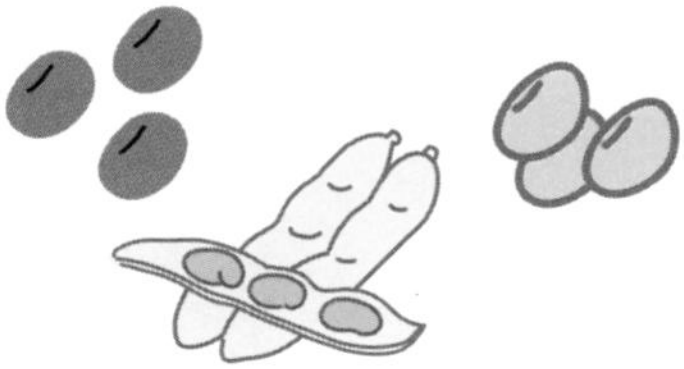

そら豆20g
【糖質9.3g】

小豆
（粒あん）20g
【糖質9.7g】

ひよこ豆20g
【糖質3.2g】

大豆ならOK！タンパク質も豊富

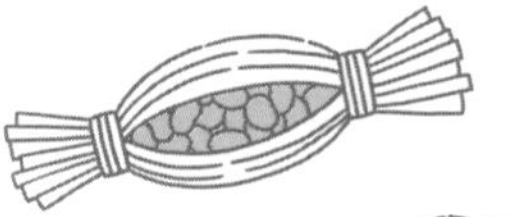

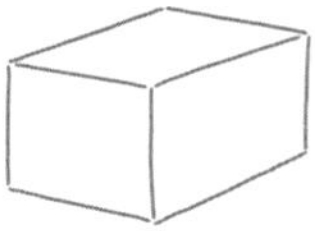

豆腐100g
【糖質1g】

大豆20g
【糖質0.4g】

納豆1パック
【糖質0.1g】

第3章

GI値の低い食品って太らないの？

低GI食品だからと過信しない

昨今「GI値」※という言葉をよく聞くでしょう。GIとは食品に含まれる炭水化物50g分を摂取後の血糖値の上昇度合いを示す指標のこと。ブドウ糖50gを摂取した後の血糖値上昇を基準（100）に食品ごとに数値化したもので、**低GI値ほど糖質の上昇がゆるやかといわれています。**

GI値55以下の食品を「低GI食品」と呼び、食後高血糖を防ぐために一定の有効性があると認められています。主な低GIの穀類に全粒粉パスタ、そば、ライ麦パン、玄米などがあります。

一方、白米や食パン、コーンフレークなどGI値70以上のものは「高GI食品」と呼ばれます。

食後高血糖を防ぐために、できるだけ低GI値食品のほうが望ましいと提唱する医師もいます。しかし、高糖質で低GIの食品を食べたときのほうが、低糖質で高GIの食品を食べたときよりも血糖値が上がってしまったという報告があります。[8] **まずは、糖質制限を意識しましょう。**

また、血糖値の急激な上昇を防ぐためには、**食べる順番（おかずを先に食べて穀類を最後に回す）を意識することや、ゆっくりよく噛んで食べるようにすることも有効です。**GI値の高い食品を食べざるを得ない際は、まずは、量を意識し（1食糖質20g～40g）、食べる順番とよく噛むことを考慮しましょう。なお、低GI食品でも摂取量が多ければ食後高血糖を招くのは当然です。

※ Glycemic Index ／グリセミック・インデックスの略

低GIの食べ物では血糖値は下がらない

低ＧＩの食品＝黒い食べ物は体によいというイメージがあるが、糖質量はほぼ変わらない。血糖値の改善はあまり期待できない。

低GI

ご飯
1膳150g
【糖質57g】

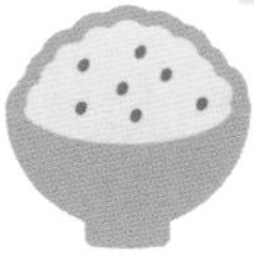

玄米
1膳150g
【糖質53g】

低GI食品でも
糖質は高い
場合がある！

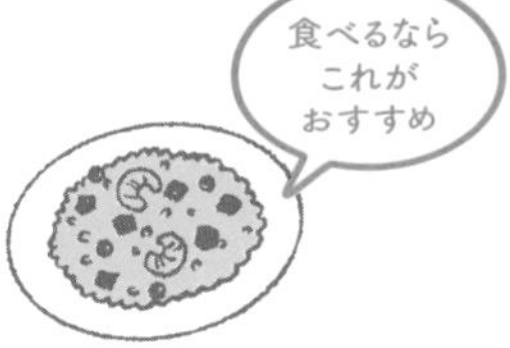

チャーハン
具だくさんにするとグッド！

低GI

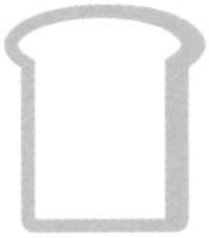

食パン
6枚切り1枚60g
【糖質26.6g】

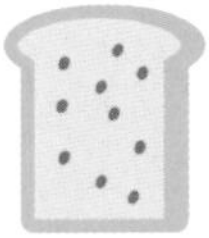

ライ麦パン
1枚60g
【糖質28.3g】

低GI食品でも
糖質は高い
場合がある！

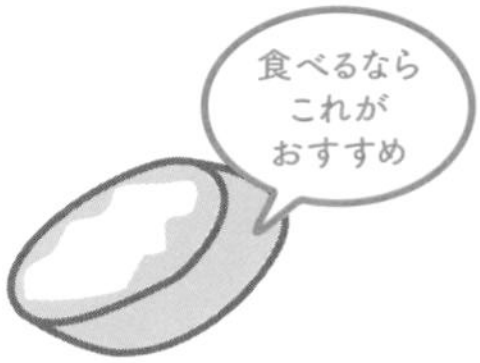

フランスパン
一切れに！
バターはたっぷり塗ってよい

低GI

うどん
1玉270g
【糖質58g】

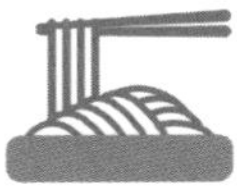

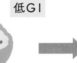

ざるそば
1玉230g
【糖質62g】

低GI食品でも
糖質は高い
場合がある！

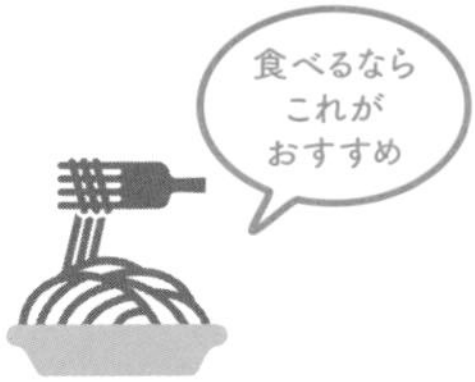

カルボナーラに
脂質をしっかり摂れる

果物は超太りやすい！

低GI値食品なのに肥満を招く！

低GI食品にはもう1つ問題があります。**それが果糖です。**果物の甘さを伝える「糖度○度」という表現は100gの中に含まれる糖質量を表すもので、数字が大きければ糖質が多いということです。果糖は低GI値食品（わずか20）に位置付けられます。確かに果物に含まれる果糖のうちブドウ糖に変換されるのは20％程度。それ以外のほとんどは果糖のままで血中を回ります。そのため血糖値の急激な上昇は見られません。しかし、**果糖は中性脂肪に変わりやすく、脂肪肝などの病気を引き起こす恐れがあります。**脂肪肝がインスリンの働きを弱めてしまい、血糖値を悪化させる一因になります。[*9]

さらに、果糖は肝臓ばかりで処理されるのですが、その最初の過程でエネルギーを使用します。その結果、**体ではエネルギー不足でもないのに肝臓のエネルギー不足から飢餓感が生じてカロリーオーバーにつながります。**また、果糖は依存性があるといわれています。[*10]

果物は食物繊維やビタミン、ミネラルを豊富に含みますが、糖質制限においては注意が必要です。**中でもドライフルーツは水分が抜かれている分、糖質が凝縮されています。**果汁100％をうたったフルーツジュースも同様。果物やドライフルーツは少量を楽しみ、フルーツジュースはやめましょう。

果物はお菓子と同じ糖質量!?

ビタミン豊富という点で推奨される果物だが、糖質は非常に多い。とくに品種改良で甘みの多いものが増えている。

糖質の多い果物

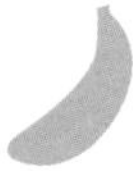

バナナ1本
【糖質20g】

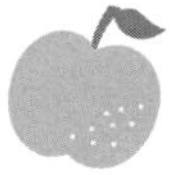

なし1個
【糖質25g】

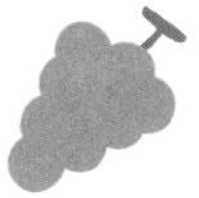

ぶどう1房
【糖質40g】

マンゴー1個
【糖質58g】

お菓子とほぼ同じ糖質量!

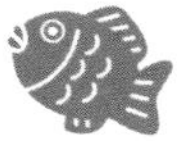

タイ焼き1個
【糖質42g】

ショートケーキ100g
【糖質44g】

ようかん　一切れ（60g）
【糖質44g】

これならOK!

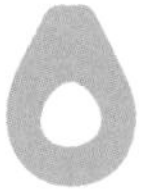

アボガド1個
【糖質1g】

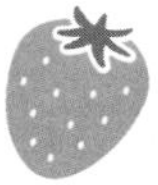

いちご6個
（通常の大きさのもの：1個22g程度）
【糖質10g】

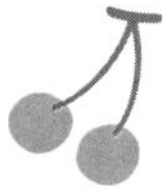

さくらんぼ10個
（通常の大きさのもの：1個7g程度）
アメリカンチェリー6個
（通常の大きさのもの：1個12g程度）
【糖質10g】

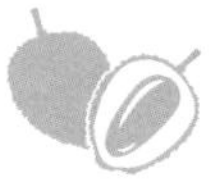

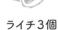

ライチ3個
【糖質9g】

1日の嗜好品として糖質10gに収まる!

第3章

砂糖よりも人工甘味料を活用しよう

人工甘味料はロカボの強い味方!

砂糖を使うなら人工甘味料に置き換えましょう。なぜなら**「アスパルテーム」や「アセスルファム・カリウム」などの人工甘味料に血糖値を上げる働きはないからです。**また、日本で甘味料としてよく使われている糖アルコールである「エリスリトール」は吸収されてもエネルギーにはならず、ほぼそのまま尿で排出されるため血糖値も上げません。

2014年にアメリカの医学雑誌『オビーシティ』で、人工甘味料を使ったドリンクを飲むグループと水を飲むグループがダイエットに臨んだところ、人工甘味料ドリンクを飲んだグループのほうが体重減量効果は高かったという結果が報告されました。[11] おそらくは甘みによる満足感が関与したと考えられます。

人工甘味料は体に悪いというイメージが吹聴されがちですが、それは肥満の人がダイエット・コーラ(人工甘味料を使用したジュース)を選んでいて、普通の体重の人が通常のコーラを飲んでいる中で、人工甘味料の摂取量の多い人では肥満に関連した疾病が生じていたというデータが存在するからです。

「天然由来の砂糖のほうが安全」と信じ、砂糖の摂取量を増やすほうが肥満や糖尿病リスクを高めるのは言うまでもありません。甘みがほしいなら、人工甘味料を上手に使いましょう。

血糖値を上げない人工甘味料のススメ

健康のために黒砂糖やオリゴ糖を使っているという人は多いが、糖質量はほぼ変わらない。おすすめは人工甘味料だ。

血糖値を上げる甘味料

- 砂糖（グラニュー糖大さじ1【糖質13g】／
  黒砂糖大さじ1【糖質8g】／メープルシロップ大さじ1【糖質13.9g】
  はちみつ大さじ1【糖質15g】）
- 果糖やブドウ糖、水飴など（デンプン由来の糖）
  ※安価な甘味料のため、多くの菓子や飲料に使われている。肥満のもとになるので要注意！
- オリゴ糖や乳糖

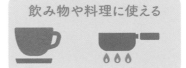

血糖値を上げない甘味料

人工甘味料	アスパルテーム、アセスルファム・カリウム、スクラロースなど	タンパク質などから合成した甘味料。0kcalで血糖値を上げない。上限量はあるが、気にする量ではない
天然甘味料	羅漢果エキス、ステビアなど	ウリ科やキク科といった植物からつくられた甘味料。血糖値を上げず、インスリンを分泌させない
糖アルコール	エリスリトールなど	天然にも存在する甘味料。糖質の一種だが血糖値を上げないものがほとんど。エリスリトールは吸収された後、何も代謝されずに尿に排泄されるとされており、エネルギーにならない。ただ、例外的に、マルチトールは重量の半分程度を糖質としてカウントする。

なかなか痩せない原因は調味料かも!?

調味料が糖質過多の原因

ロカボを実践しているのに思ったような効果が出ないという人は、調味料が原因かもしれません。**和食でよく使われるみりんや甘いみそなどは思った以上に糖質を含んでいます。**例えば、すき焼き用の割り下の場合、2人前で糖質量は50～60gにもなります。さらに、**トマトケチャップや固形ブイヨン、とんかつソースや（とろみのある）カレールウなども要注意です。**

特に気を付けたいのが砂糖です。健康のため黒糖や和三盆を使うという人もいますが、**糖質量は普通の白砂糖と変わりません。**甘さがほしいなら、人工甘味料をおすすめします。**とろみを出すために使う片栗粉のほとんどは糖質です。**同様に、小麦粉もやはり糖質は高めです。

糖質の高いこれらの調味料を使わなくても、**オリーブ油や卵が原料のマヨネーズ、バター、ラー油、ごま油などを上手に使えば、料理に風味を出すことができますし、安心して食べられます。**また、おかずの味付けはできるだけ減塩を心がけましょう。塩辛があったらご飯に乗せたくなりますよね。塩分の濃い味付けのおかずは、ついついご飯がほしくなり、結果的に糖質過多につながります。「米を減らすと、お腹が空き、おかずだけでは食べられない」という方は減塩し、決して薄味にならないよう前述した油脂の調味料を使ってください。

わかりやすい調味料の糖質量一覧

普段から料理などに使う調味料を糖質の多い→少ないでまとめたのが下の表。なるべく低糖質な調味料に置き換えたい。

糖質	糖質量（100gあたり）	主な調味料	備考
多め	40g以上	・メープルシロップ ・はちみつ ・砂糖（グラニュー糖、黒砂糖など）	砂糖の大さじ1あたり糖質量は、グラニュー糖13g、黒砂糖8g、和三盆10gと糖質量は高めなので要注意。
	20〜40g未満	・トマトケチャップ ・ウスターソース ・中濃ソース ・みりん ・甜麺醤《てんめんじゃん》	トマトケチャップやソースなどはかけ過ぎに要注意。ハーブやスパイスをうまく使い、薄味でもメリハリをつける。
	5〜20g未満	・粒マスタード ・ポン酢しょう油 ・デミグラスソース ・みそ ・オイスターソース	甘めのみそは糖質量に注意を。片栗粉やカレールウなど、とろみのある調味料も糖質が高くなりがち。
少なめ	5g未満	・人工の低糖質甘味料 ・塩 ・しょう油（濃口） ・マヨネーズ ・穀物酢 ・豆板醤《とうばんじゃん》	辛味を足したい時は、豆板醤やマスタード、とうがらし、コショウを使うのがよい。オリーブオイルやごま油など糖質0gの調味料もうまく活用を。

出汁をちゃんと取れば少ない調味料でもおいしく食べられる

めんつゆやみりんの隠れ糖質に注意

手軽に使える市販の出汁の素は料理づくりの強い味方です。しかし、**市販のものは甘みや塩分などが加味されがちです。**固形ブイヨンなら1個のキューブに糖質が2g、塩分は2・5g含まれています。めんつゆなど液体出汁も、みりんや砂糖が含まれていますので、栄養成分表示をきちんと確認しましょう。

糖質制限のためにも減塩は大切です。そういった意味で、出汁は素材から取るにこしたことはありません。こんぶやかつお節、煮干し、干ししいたけなど、料理や季節に応じて使ってみてください。和食の出汁は本来、糖質も塩分もきわめて少ないのです。出汁を取るのが面倒という方は、水炊きやしゃぶしゃぶにして、料理しながら出汁を出すというのも一策です。

ブイヨンやコンソメといった洋食の出汁は糖質の少ない野菜や肉などからとりますので安心です。中華の上湯《シャンタン》も同じです。手づくりの出汁は素材の味がしっかりと感じられますので、少ない調味料で十分おいしく仕上げられます。

ただし、キューブタイプや顆粒状で市販されているものは、相応の糖質や塩分が最初から含まれている場合があります。市販の白だしも栄養成分表示を確認してください。なお、**スパイスやハーブなどをきかせれば、おかずだけでも大満足の食事ができ上がるはずです。**

出汁を素材から取ると、低糖質を実現しやすい

出汁をしっかり取ると、薄味でも素材の味がいきておいしくなる。特に、和食の出汁を粉末にした商品は低糖質のものが多いのでおすすめ。

かつお出汁、
煮干し出汁100g
【糖質0g】

こんぶ出汁、
干ししいたけ出汁100g
【糖質0.9g】

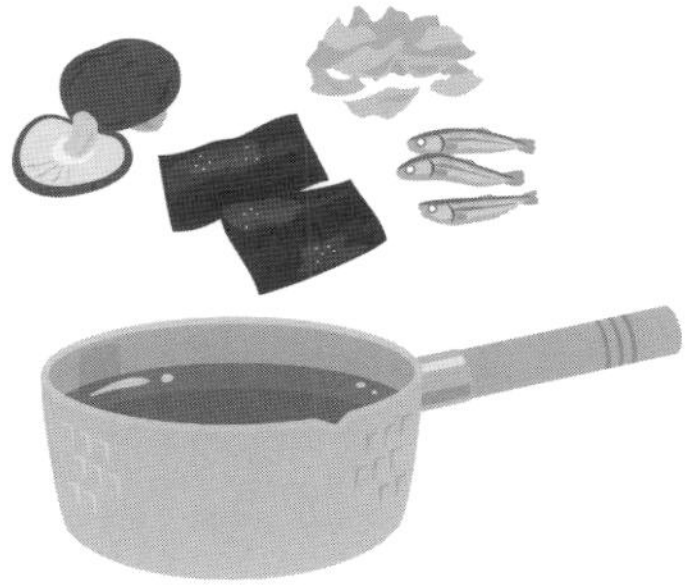

とろみを付けるなら寒天を

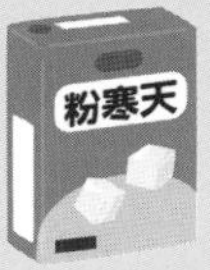

片栗粉や小麦粉は高糖質（大さじ1で片栗粉は糖質8g、小麦粉 6.6 g）粉寒天なら低糖質なのでおすすめ。

これは注意！

市販のだしの素

手軽に使える顆粒や固形のだしの素は、塩分や甘み（みりん、砂糖など）といった調味料が加えられているものも多い。

液体

- めんつゆ
- 昆布だし
- 白だし

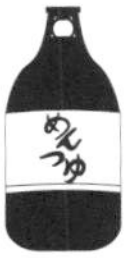

例）めんつゆ（ストレート）大さじ1
【糖質1.4g】

顆粒

- 鶏がらスープの素
- 顆粒ブイヨン
- 和風だしの素

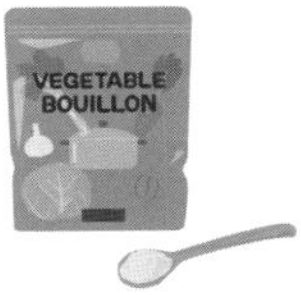

例）顆粒ブイヨン1個
【糖質2.1g】

第3章

おやつを食べるなら ナッツ・チョコ・チーズ

甘いお菓子もガマンしなくていい！

カロリー制限ではご法度のスイーツもロカボなら食べられます。ロカボルールでの間食の糖質量は10g。例えば、コーヒーゼリー1個、アーモンドチョコレート5粒、プリンやシュークリーム約半分です。洋菓子に欠かせない生クリームは高糖質のイメージですが、２００㎖のカップ一杯の糖質量は約６gと、それほど多くありません。むしろ、和菓子のあんこのほうが何倍もの糖質を含んでいますので、**和菓子より洋菓子から選ぶようにするといいでしょう。**

甘みと同時に小腹を満たしてくれるのが無糖のプレーンヨーグルトです。糖質は１００gあたり約４g程度なので市販品1個食べることができます。ただし、はちみつや果物を混ぜると、糖質がアップしますので気を付けてください。甘みは人工甘味料を使いましょう。

糖質が少なくタンパク質が豊富なチーズもおすすめ。6ピース型のチーズなら、小腹が満たされる上に、1ピースあたりの糖質量はほぼゼロ。レーズン数個か、ごく少量のジャムを合わせて、甘みを楽しみましょう。

糖質が少なく、脂質や食物繊維が豊富なナッツも間食に最適。塩や砂糖で味付けしていない素焼きのものを選んでください。最近では人工甘味料を使い、低糖質をうたったスイーツナッツも増えています。

我慢しなくていい糖質10gのおすすめ間食

間食の糖質は 10 ｇまでが目安（2回に分けて５ｇずつ摂るのもよい）。また、低糖質に調整した菓子をうまく利用するのも手。

チーズ

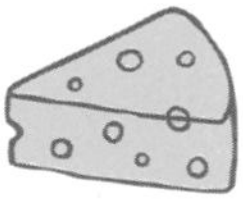

100g
【糖質0.1ｇほど】

お菓子

人工甘味料で
自作すれば糖質ゼロ

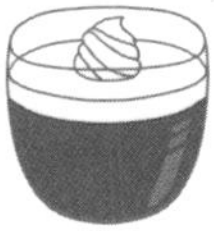

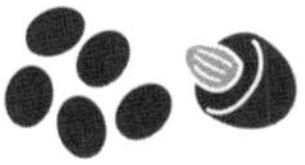

コーヒーゼリー1個【糖質約10ｇ】
アーモンドチョコレート5粒【糖質約10ｇ】

せんべいやポテトチップスなど､しょっぱい菓子も高糖質。プリンやシュークリームなどは半分が目安だが、乳脂肪分が高いリッチな味わいのものを選ぶべし。プリンもシュークリームも低糖質商品が出回っているので要チェック。

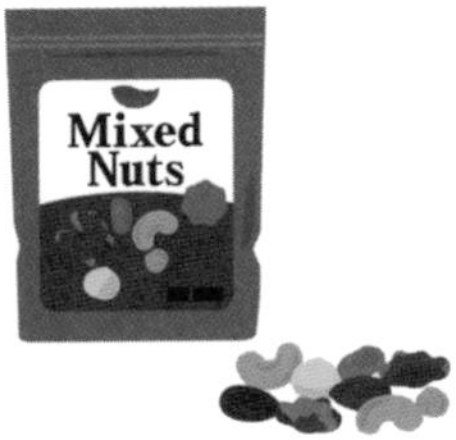

ナッツ類

おすすめはくるみで、 毎日 30g 食べるといい！ 良質な脂質も豊富に含んでいる。素焼きを選ぶのがよい。

OK

かける・加えるなら、 低糖質の人工甘味料を。

NG

はちみつや砂糖をかけたり、 果物を入れたりすると糖質が高くなるので量に注意。

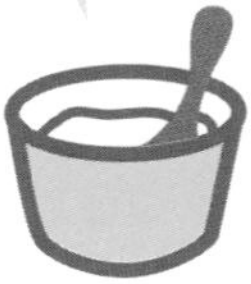

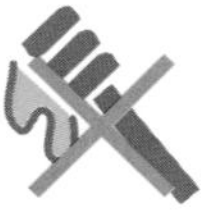

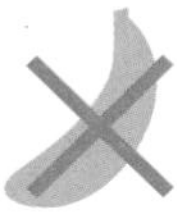

ヨーグルト

無糖ヨーグルト100g
【糖質約4ｇ】

無糖ヨーグルト 100 ｇあたりの糖質は約 4 g。飲むヨーグルトや乳飲料は加糖されていることが多いので、 基本的に避ける。

お酒は飲んでOK！

お酒を飲む際はおつまみに注意

お酒好きの方にとってもロカボは実践しやすい食事法ではないでしょうか。なぜなら、**ウイスキー、焼酎、ジン、ウオッカなどの蒸留酒は糖質ゼロだからです。**

糖質を含む醸造酒でもワインの糖質は微量で、多いといわれる日本酒でも1合に含まれる糖質量は約5gです。我が家では主食を抜き、豚しゃぶなどの鍋物をたっぷり摂るようにして日本酒を楽しみます。ビールは微量ですが、糖質が含まれていますので、飲み過ぎには注意しましょう。ただし、最近は糖質ゼロのビールや発泡酒がたくさん発売されていますので、それらに置き換えるのもひとつの方法です。

では、お酒と一緒に何を食べるか。自宅で食べる際は、ある程度、糖質量を調整できますが、外食ではそうもいきません。そこで、糖質の少ない料理を覚えておきましょう。**おすすめは唐揚げ、冷ややっこ、刺身、焼き魚、だし巻き卵など。**これらはどれも低糖質です。**焼き鳥を食べる際はタレではなく塩を優先。**居酒屋メニューでよく見かける肉じゃがやもつ煮など煮物料理は糖質量が多い恐れがあります。**基本的に甘辛い味付けのものは糖質量が多いと思ってください。**また、キムチなど最近人気の韓国料理は、日本人の舌に合わせ甘みを加えている場合が多いので気を付けましょう。

わかりやすい　お酒の糖質量一覧

お酒と一緒に糖質を摂ると食後血糖値の上昇がゆるやかになるので、おつまみを一緒に摂ることがおすすめ。

糖質量	主なお酒
0g	・ラム　・ジン　・ウイスキー　・焼酎 ・泡盛
糖質少なめ	・ワイン（赤／白）200ml【糖質1～2g】 ・ビール（淡色）350ml【糖質微量】 ※銘柄によっては糖質を含むものもあるので、飲み過ぎには注意。
糖質多め	・日本酒1合【糖質5g】 ・甘酒100ml【糖質18.3g】 ・梅酒100ml【糖質20.7g】

お酒＋糖質がおすすめ

お酒にあわせて糖質を摂ると食後血糖値の上昇がゆるやかになることが、下のグラフからわかった。パンと一緒に飲むものとしては、水が一番上昇し、糖質を含むビールのほうが少ない。

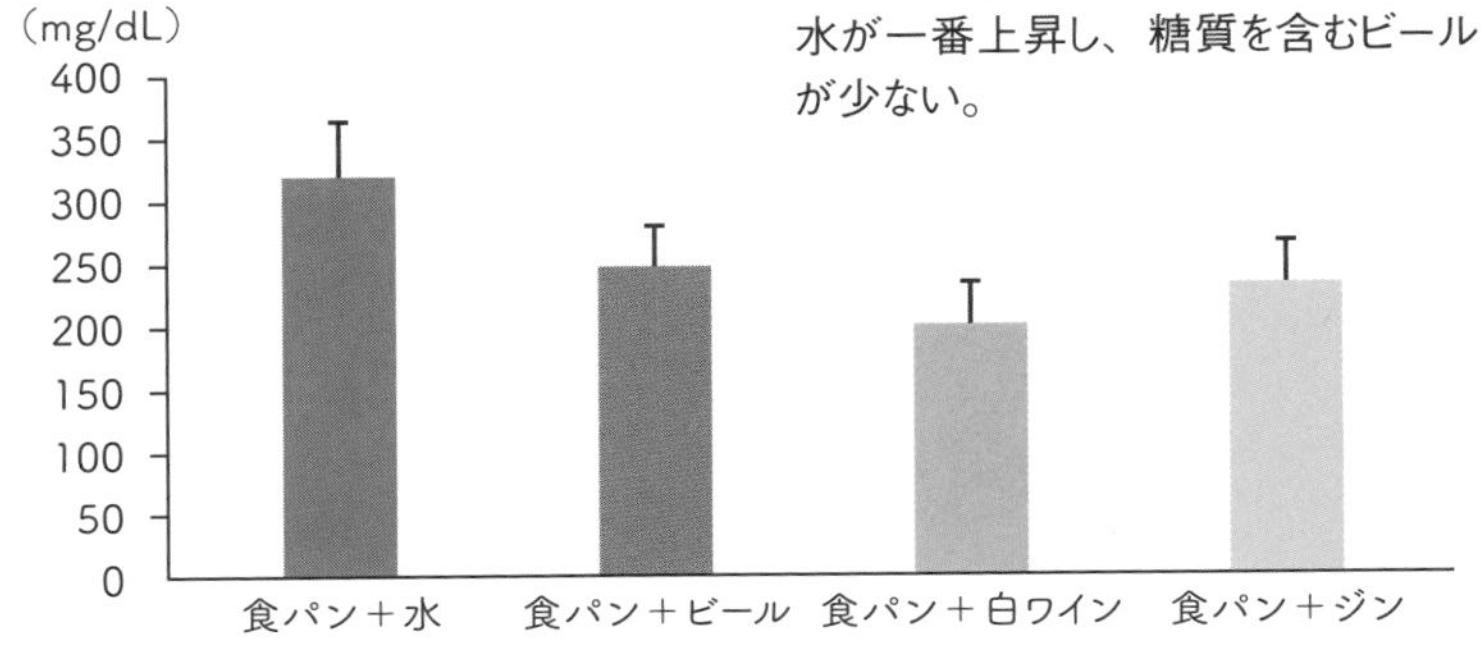

※［Am Clin Nutr 2007, 85, 1545-1551］をもとに作成

こんなときはどうする？

糖質制限あるあるQ＆A

結果が出ない、食べたい欲が抑えられない、飽きてしまったらどうすればいいなど、ロカボ中に起こりがちな疑問にお答えします。

Question

糖質量に気をつけたが体重に変化なし。なぜ？

ロカボを続けていますが、体重も血糖値もまったく改善されません。ロカボが効かない体質などあるのでしょうか。

Answer

隠れ糖質がないか見直してみよう

原因は食品の選択かもしれません。思った以上に糖質量が多い食品や調味料もありますので一度見直してください。できれば摂取量を計算してみましょう。また、元来肥満でない人ではロカボを実践しても体重は減りません。

Question

食べるものが少なくて、我慢がツライ

大好きなご飯やパスタが食べられなくなってしまいツライです。この先、好きなものを我慢し続けられる自信がありません。

Answer

空腹をガマンしない　脂質とタンパク質を

まず、主食の量を減らしたら、それ以上におかずをたくさん食べる努力をしてください。また、糖質量を考えた上であれば主食を食べても大丈夫です。ただし、主食を最後にするなど食べ方を工夫し、満足できる食事法を見つけましょう。

Question

体調不良時は糖質の高い食事もOK？

風邪を引いたり、お腹を壊したりしたときには、消化のいいお粥やスポーツ飲料がいいと思うけど、糖質が多いのが心配です。

Answer

食べられなくても水は飲む！脱水予防を

体調が悪いときはそれだけでも血糖値は上昇しやすいです。水分を摂って安静にしていることが一番です。食べられるようになったら豆腐や豆乳粥、温泉卵、スープなどを少しずつ摂りましょう。水分すら摂れないときは医療機関へ!

Question

大好きだった店の料理が食べたい！

いつもは糖質ゼロ麺を食べていますが、以前通っていたラーメン店の濃厚な味が忘れられません。お寿司も食べたいのですが……。

Answer

お店の方に相談するのも○

麺の量を半分にして、その代わりにトッピングを多くするなど工夫しましょう。寿司はつまみをしっかり食べた上で、シャリを小さくしてもらい（1貫の米10g弱）、計8貫というのがおすすめです。

Question

血糖値が正常になればロカボ不要？

肥満が気になりロカボを続けていますが、体重がそこそこ減って、血糖値が正常に戻ったらやめようと考えているのですが……。

Answer

やめない工夫が大事！

やめたくなるということはロカボのやり方に問題があるのかも。長く続けられるよう楽しめる食べ方を工夫しましょう。やめればすぐ元に戻ってしまいます。

Question

朝を抜いたら昼食はどうするべき？

寝坊して朝食を食べずに出社することがあります。朝食を抜いた日のランチはご飯や麺を多めに食べても大丈夫でしょうか。

Answer

ランチでは脂質＆タンパク質を

低血糖状態になっているところにランチで炭水化物を摂れば、食後血糖値が急激にアップし危険です。普段以上に脂質とタンパク質を多めに摂って（おかずをふんだんに食べて）、糖質（主食）を控えめに。

Question

スイーツ食べ放題に行きたい！

友だちからホテルのスイーツビュッフェに誘われました。行きたいので、食べても大丈夫なスイーツを教えてください。

Answer

生クリームやチーズ系を

生クリームを使ったお菓子や焼いていないチーズケーキなら脂質を摂れるのでおすすめ。辛口スパークリングワインがあれば、合わせるのもよいでしょう。お酒の力で食後高血糖を是正できます。

Question

飲み会でついつい食べ過ぎたら

会社の飲み会で、楽しくてついつい食べ過ぎてしまいました。翌日の食事を抜けばプラスマイナスゼロになると思うのですが……。

Answer

食べる糖質量は変えない

どこかでガッツリ食べて、どこかで絶食するというやり方は、かつてのカロリー制限の考え方でNGです。肉や魚はガッツリ食べても心配ありません。また、飲み会の日は朝に脂質とタンパク質を多めに摂り、夜の食後高血糖を防ぎましょう。

糖質の摂り過ぎが腎臓を痛める？

自覚症状がなくても要注意！

糖質の摂り過ぎは肥満を招くだけにとどまらず、腎臓機能の低下も引き起こします。それが**糖尿病の三大合併症の1つ、糖尿病性腎症です。**

腎臓は体の中の水分量と塩分濃度などを調節して血圧を一定に保ち、同時に血液中の老廃物をろ過して尿をつくる働きをしています。糖尿病で腎臓機能が低下すると、老廃物や水分がうまく排出できなくなり、体にむくみが生じたり、疲れやすくなったりします。また、貧血を起こしたり、体中にかゆみが生じたりする場合もあります。このような状態を腎不全といいます。

また、腎不全になる前の時点で、尿にアルブミンという物質が漏れてしまったり、自覚症状がないまでも老廃物のろ過能力が低下したりする状況が3か月以上持続することを「慢性腎臓病」といいます。慢性腎臓病を放置すれば、やがて腎不全となり、最終的には尿をつくる能力が失われ、人工透析が必須な状況になります。

それほど恐ろしい病気であるにもかかわらず、慢性腎臓病は初期段階では自覚症状がありません。手足のむくみや貧血、息切れなど、体に不調を感じたときにはすでに病状がかなり進行した状態です。**新たな国民病ともいわれる慢性腎臓病ですが、そのはじまりは糖尿病であることが多いのです。**上手に糖質制限することが、慢性腎臓病予防の第一歩になります。

腎臓のしくみと腎臓病

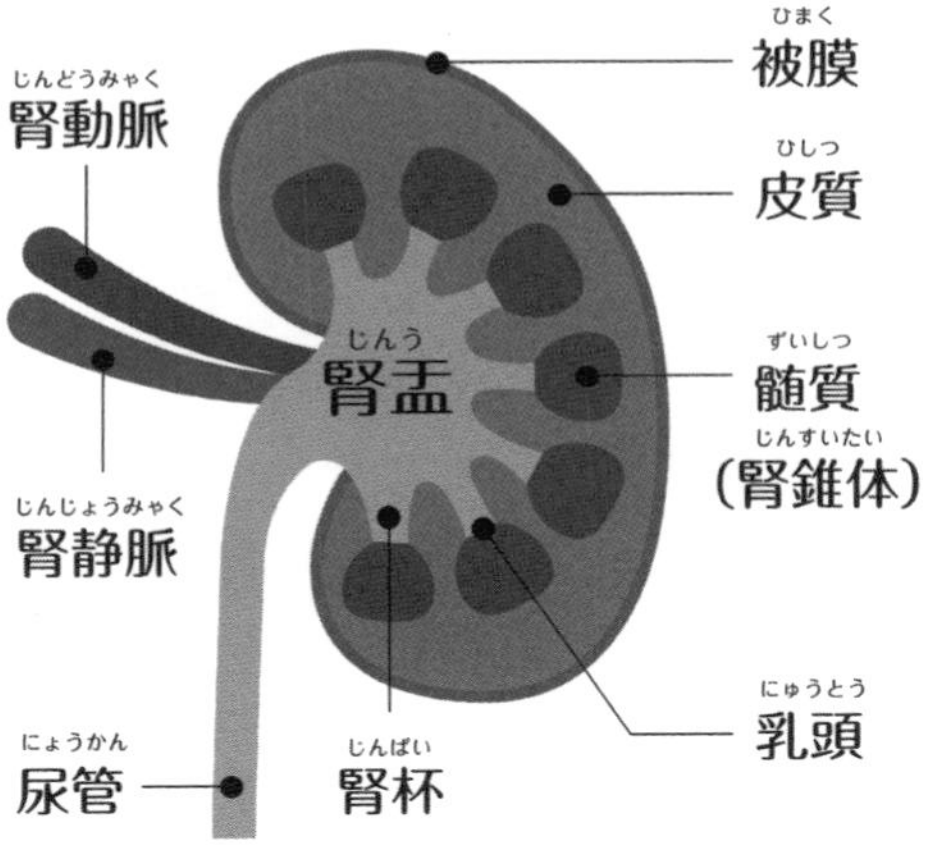

腎臓の構造と働き

腎臓内にある毛細血管のかたまり（糸球体）と、それにからみついたタコ足細胞がフィルターとなって血液をろ過して尿をつくる。

腎臓の血管が痛むと
フィルター機能が働かなくなる

心不全や不整脈

水分・体液・電解質を調整できなくなり、心不全や細胞機能障害に。

心筋梗塞や脳卒中

血圧をコントロールできず、高血圧に。心筋梗塞や脳卒中も招く。

腎臓での酸素不足

造血ホルモンを分泌して赤血球を生成することができず、貧血に。

尿毒症から死に至る

尿の成分（尿毒素ともいう）が血液にたまり、尿毒症を引き起こし、放置すると死に至る。

カルシウム吸収障害

ビタミンDを活性化する機能が低下。骨をつくる機能が衰え骨がもろくなる。

第3章

腎臓を守るには脂質とタンパク質を摂ろう

タンパク質摂取が腎臓を守る

腎機能が低下すると、タンパク質が代謝されてできる老廃物が腎臓から排泄されず体内に蓄積されます。そのため、腎臓病患者の食事療法にタンパク質制限が推奨されてきました。糖質を抑え、タンパク質や脂質を多く摂ると、腎機能の悪化を招く危惧された時期があります。

しかし、2013年以降、米国糖尿病学会は「タンパク質は無意味」としており、最近では、タンパク質摂取量の多い人こそ腎機能が保護されていたという論文が複数発表されています。**腎臓機能のためのタンパク質制限は不要であり、肉や魚、卵といった良質のタンパク質はしっかり摂るべきということです。**

タンパク質が不足すると、筋肉が衰え、死を招く可能性もあります。ただ、せっかくタンパク質を食べても、エネルギーが不足しては、摂取したタンパク質がエネルギーとして使用されてしまい、筋肉の衰えを防げません。**三大栄養素の中でエネルギーにしたいのが脂質です。脂質は炭水化物に代わるエネルギーになります。腎臓を守るためにもたっぷり摂りたいものです。**

すなわち、腎臓病を発症後も糖質制限は行うべきということ。ただし、高血糖以上に高血圧が腎臓に負担をかけると考えられています。**塩分摂取は血圧への影響が大きいので、控えましょう。**

腎臓に負担をかけない食事とは

従来の食事療法

タンパク質の制限

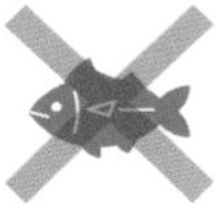

腎臓病のステージが進むと、脂身の多い肉は避けるなど、タンパク質の過剰摂取に注意が必要。

控えめな脂質

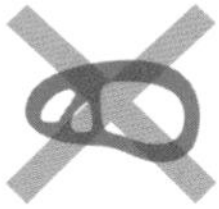

肉の脂身や皮を避けたり、鶏ささみなど脂肪の少ない部位を選んだりして脂質の摂り過ぎに注意。

炭水化物の摂取

脂質とタンパク質を控え、エネルギー摂取を確保するために炭水化物を積極的に摂る。

塩分の制限

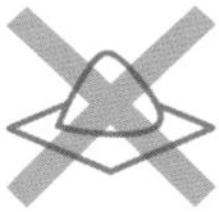

高血圧は腎機能低下を引き起こすため、1日の塩分摂取量は6g未満という制限がある。

↓

ロカボがおすすめ

タンパク質OK

腎臓病にはタンパク質を控えたほうがよいというエビデンスがなく、むしろ積極的に摂るとよい。

脂質OK

脂質の摂取量は心配しなくてもよい。質のよい脂質（＝酸化していない）を摂るとよい。

糖質の摂り過ぎに注意

血糖値の急上昇は腎臓の血管やすい臓にも悪影響を与える。糖尿病と腎臓病はつながっている。

塩分の制限

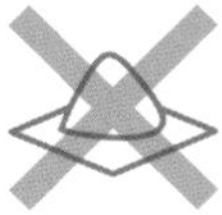

高血圧は腎機能低下を引き起こすため、1日の塩分摂取量は6g未満という制限がある。これは今も同じ。

腎臓にやさしい炭水化物の摂り方

今すぐはじめるべきは塩分制限

腎臓は体内の塩分を調整する役目も担っています。塩辛い食事を摂ると、腎臓は塩分の濃度を一定に保つために水分を蓄えようとして（尿量を減らし）、結果、むくみが起こりやすくなります。そこで、**腎臓保護のために必ず実行していただきたいのが塩分制限です。**ソーセージやハム、ベーコンといった加工肉、ちくわやかまぼこなど練製品に塩分が多く含まれているのでご注意を（食パンにも塩分があります）。

腎不全になると、カリウムやリンの制限も必要になるので、それらの含有率が少ない食品を選びましょう。カリウムは野菜に多く含まれますが、**水に溶ける性質があり、ゆでれば制限できます。**（野菜）ジュースも高カリウムです。

腎臓の機能が低下すると、血液中にリンが蓄積されます。タンパク質含有量の多い食品にはリンも多く含まれているため、タンパク質制限を行えば、リン摂取も抑えられるという考え方もありました。しかし、リン制限のためにタンパク質制限をかけると、かえって死亡率が上がるという論文もあり、私は積極的なリン制限は指導していません。

なお、カリウムやリンの摂取が問題になるのは、慢性腎臓病、それも腎不全がかなり進行してからのことですので、**そうなる前に、しっかり糖質コントロールを行いましょう。**

腎臓にやさしい食事とは

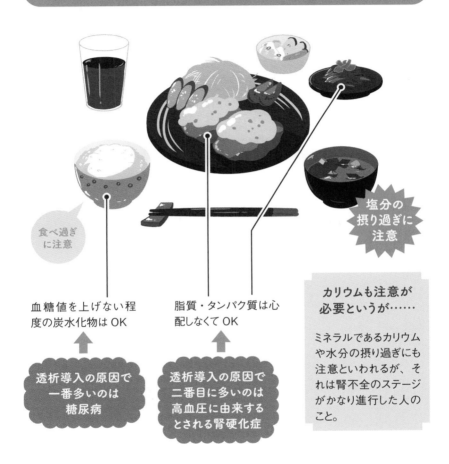

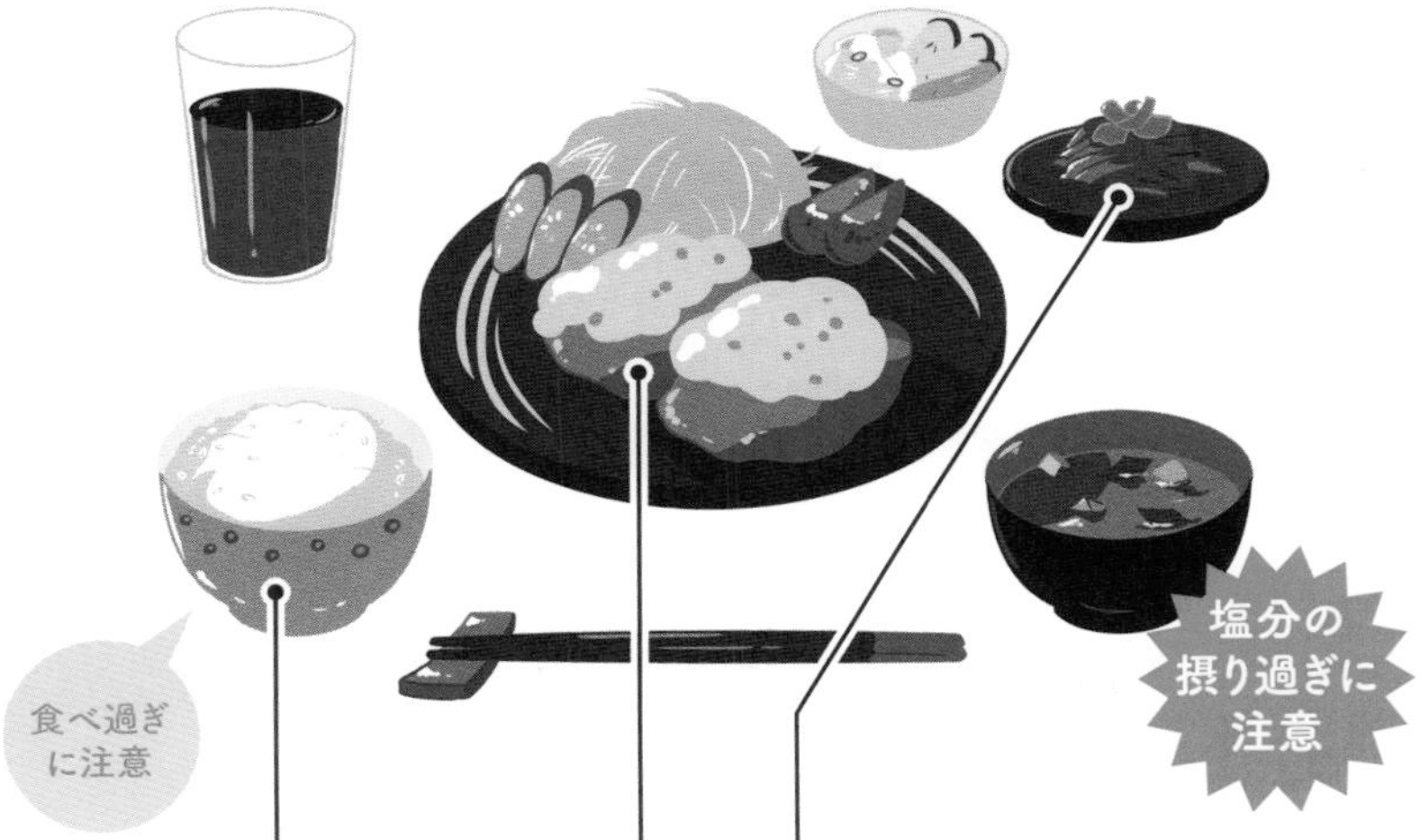

血糖値を上げない程度の炭水化物は OK

↑

透析導入の原因で一番多いのは糖尿病

脂質・タンパク質は心配しなくて OK

↑

透析導入の原因で二番目に多いのは高血圧に由来するとされる腎硬化症

カリウムも注意が必要というが……

ミネラルであるカリウムや水分の摂り過ぎにも注意といわれるが、それは腎不全のステージがかなり進行した人のこと。

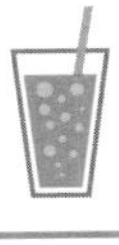

果糖は要注意！

果糖はそもそも腎臓病の人だけではなく、あらゆる人が摂取に気を付けるべきもの。

食品別炭水化物量一覧

主な食材の「利用可能炭水化物」「食物線維総量」「炭水化物」を一覧でまとめました。この表を参考に、糖質（利用可能炭水化物）の量を1食20～40 gにするよう心がけましょう。利用可能炭水化物については、84～85ページをご参照ください。

※文部科学省「日本食品標準成分表2020年版（八訂）」に準拠したデータベースをもとに作成。
※成分データ（g）は、可食部100gあたりの数値を掲載。
※利用可能炭水化物については、単糖当量が明らかな場合は単糖当量を採用し、単糖当量が明らかでない場合は差引法を採用した。差引法による数値は＊で示した。
※ 0.1 g未満の場合は0 g、微量の場合はTr、未測定の場合は―、また、推定値は（　）を付けて表した。

	利用可能炭水化物（単糖当量）	食物繊維総量	炭水化物
●主食・穀類			
精白米（炊いたもの）	38.1	1.5	37.1
玄米（炊いたもの）	35.1	1.4	35.6
粥	16.2	0.1	15.7
おにぎり	39.7	0.4	39.4
もち	50.0	0.5	50.8
赤飯	(41.0)	1.6	41.9
食パン	48.5	(2.0)	(47.5)
ライ麦パン	＊49	5.6	52.7
全粒粉パン	43.7	4.5	45.5
ロールパン	49.7	2.0	48.6
クロワッサン	(52.3)	1.9	51.5
ナン	(45.6)	2.0	47.6
ピザ生地	(53.2)	2.3	51.1
うどん（ゆで）	21.4	1.3	21.6
そうめん・ひやむぎ（ゆで）	25.6	0.9	25.8
そば（ゆで）	(27.0)	2.9	26.0
中華めん（ゆで）	27.7	2.8	29.2
マカロニ・スパゲッティ（ゆで）	31.3	3.0	32.2
ビーフン	(79.9)	0.9	79.9

	利用可能炭水化物（単糖当量）	食物繊維総量	炭水化物
ポップコーン	(59.5)	9.3	59.6
コーンフレーク	(89.9)	2.4	83.6
ぎょうざの皮	(60.4)	2.2	57.0
薄力粉	80.3	2.5	75.8
パン粉（乾燥）	(68.5)	4.0	63.4
●野菜類			
アスパラガス	2.1	1.8	3.9
えだまめ	4.7	5.0	8.8
グリンピース	12.8	7.7	15.3
オクラ	1.9	5.0	6.6
かぶ（根）	3.5	1.4	4.8
西洋かぼちゃ	17.0	3.5	20.6
キャベツ	3.5	1.8	5.2
きゅうり	2.0	1.1	3.0
ごぼう	1.1	5.7	15.4
こまつな	0.3	1.9	2.4
しそ	*1	7.3	7.5
しゅんぎく	0.4	3.2	3.9
ズッキーニ	2.3	1.3	2.8
セロリ	1.4	1.5	3.6
そらまめ（ゆで）	13.7	4.0	16.9
大根（根）	2.9	1.3	4.1
たけのこ（ゆで）	1.6	3.3	5.5
玉ねぎ	7.0	1.5	8.4
チンゲンサイ	0.4	1.2	2.0
とうもろこし	12.5	3.0	16.8
トマト	3.1	1.0	4.7
ミニトマト	4.6	1.4	7.2
トマト（ホール缶）	(3.6)	1.3	4.4
なす	2.6	2.2	5.1
にがうり	0.3	2.6	3.9

	利用可能炭水化物（単糖当量）	食物繊維総量	炭水化物
にら	1.7	2.7	4.0
にんじん（根）	5.8	2.4	8.7
ねぎ	3.6	2.5	8.3
葉ねぎ	0	3.2	6.5
はくさい	2.0	1.3	3.2
バジル	0.3	4.0	4.0
パセリ	0.9	6.8	7.8
青ピーマン	2.3	2.3	5.1
赤ピーマン	5.3	1.6	7.2
黄ピーマン	4.9	1.3	6.6
ブロッコリー	2.4	5.1	6.6
ほうれんそう	0.3	2.8	3.1
みずな	＊2.1	3.0	4.8
もやし（大豆）	0.6	2.3	2.3
モロヘイヤ	0.1	5.9	6.3
ゆりね	＊24.3	5.4	28.3
レタス	1.7	1.1	2.8
れんこん	14.2	2.0	15.5
●キノコ類			
えのきたけ	1.0	3.9	7.6
しいたけ	0.7	4.9	6.4
乾しいたけ	11.8	46.7	62.5
ぶなしめじ	1.4	3.0	4.8
なめこ	2.5	3.4	5.4
エリンギ	3.0	3.4	6.0
まいたけ	0.3	3.5	4.4
マッシュルーム	0.1	2.0	2.1
●イモ類			
板こんにゃく	*0.1	2.2	2.3
しらたき	*0.1	2.9	3.0
さつまいも	31.0	2.8	33.1

	利用可能炭水化物（単糖当量）	食物繊維総量	炭水化物
さといも	11.2	2.3	13.1
じゃがいも	15.5	9.8	15.9
ながいも	14.1	1.0	13.9
やまといも	26.9	2.5	27.1
くずきり（ゆで）	32.4	0.8	33.3
タピオカパール（ゆで）	*15.1	0.2	15.4
緑豆はるさめ（ゆで）	19.8	1.5	20.6
●果物類			
いちご	6.1	1.4	8.5
かき	13.3	1.6	15.9
みかん	9.2	1.0	12.0
オレンジ	8.3	1.0	11.8
グレープフルーツ	7.5	0.6	9.6
キウイフルーツ	9.6	2.6	13.4
ココナッツミルク	9.4	0.2	2.8
さくらんぼ	*14.2	1.2	15.2
すいか	*9.5	0.3	9.5
プルーン（乾）	42.2	7.1	62.3
日本なし	8.3	0.9	11.3
西洋なし	9.2	1.9	14.4
パインアップル	12.6	1.2	13.7
バナナ	19.4	1.1	22.5
びわ	5.9	1.6	10.6
ぶどう	14.4	0.5	15.7
ブルーベリー	8.6	3.3	12.9
マンゴー	13.8	1.3	16.9
メロン	9.6	0.5	10.3
もも	8.4	1.3	10.2
ライチー	15.0	0.9	16.4
りんご	12.4	1.4	15.5
ゆず（果汁）	*6.7	0.4	7.0

	利用可能炭水化物（単糖当量）	食物繊維総量	炭水化物
ライム（果汁）	1.9	0.2	9.3
レモン（果汁）	1.5	Tr	8.6
●豆類・大豆製品			
小豆（ゆで）	18.2	8.7	25.6
いんげん豆（ゆで）	17.3	13.6	24.5
ひよこ豆（ゆで）	20.0	11.6	27.4
レンズ豆（ゆで）	(23.3)	9.4	29.1
大豆（ゆで）	1.6	8.5	8.4
きな粉	6.8	15.3	29.5
木綿豆腐	0.8	1.1	1.5
絹ごし豆腐	1.0	0.9	2.0
油揚げ	0.5	1.3	0.4
がんもどき	2.2	1.4	1.6
納豆	0.3	6.7	12.1
おから（生）	0.6	11.5	13.8
豆乳	1.0	0.2	3.1
調製豆乳	1.9	0.3	4.8
●種実類			
アーモンド（いり・無塩）	(5.9)	11.0	20.7
ぎんなん（ゆで）	33.6	2.4	35.8
日本ぐり（ゆで）	32.8	6.6	36.7
くるみ（いり）	2.8	7.5	11.7
ごま（いり）	0.8	12.6	18.5
ピスタチオ（いり・味付け）	(8.2)	9.2	20.9
マカダミアナッツ（いり・味付け）	(4.8)	6.2	12.2
らっかせい（いり）	10.8	11.4	21.3
ピーナッツバター	19.8	7.6	24.9
●魚介類・魚介加工品			
あじ	0.1	0	0.1
いわし	0.2	0	0.2
しらす干し	0.1	0	0.1

	利用可能炭水化物（単糖当量）	食物繊維総量	炭水化物
うなぎ	(0.3)	(0)	0.3
かつお	(0.1)	(0)	0.1
子持ちがれい	(0.1)	(0)	0.1
さけ（塩ざけ）	(0.1)	(0)	0.1
イクラ	(0.2)	(0)	0.2
さば	(0.3)	(0)	0.3
さんま	(0.1)	(0)	0.1
ししゃも	(0.2)	(0)	0.2
まぐろ缶詰（水煮・ライト）	(0.2)	(0)	0.2
あさり	(0.4)	(0)	0.4
かき	2.5	0	4.9
しじみ	(4.5)	(0)	4.5
はまぐり	(1.8)	(0)	1.8
ほたてがい貝柱	(3.5)	(0)	3.5
ブラックタイガー	(0.3)	(0)	0.3
毛がに	(0.2)	(0)	0.2
やりいか	(0.4)	(0)	0.4
たこ	(0.1)	(0)	0.1
うに	(3.3)	(0)	3.3
かに風味かまぼこ	*10.2	(0)	9.2
かまぼこ	*11.0	(0)	9.7
はんぺん	*11.5	(0)	11.4
さつま揚げ	*14.6	(0)	13.9
魚肉ソーセージ	*14.5	(0)	12.6
●海藻類			
こんぶ（乾）	0.1	32.1	64.3
ところてん	*0.1	0.6	0.6
寒天	0	1.5	1.5
粉寒天	0.1	79.0	81.7
ひじき（乾）	0.4	51.8	58.4
もずく（塩抜き）	*0.1	1.4	1.4

	利用可能炭水化物（単糖当量）	食物繊維総量	炭水化物
カットわかめ（乾）	0	39.2	42.1
めかぶわかめ	0	3.4	3.4
●肉類・肉加工品			
牛肉（各部位）	(0〜0.6)	(0)	0〜0.6
豚肉（各部位）	(0〜0.3)	(0)	0〜0.3
鶏肉（各部位）	(0〜0.1)	(0)	0〜0.1
コンビーフ缶詰	1.0	(0)	1.7
ロースハム	1.2	0	2.0
生ハム（長期熟成）	0.1	(0)	0
ベーコン	1.6	(0)	2.5
ウインナーソーセージ	3.4	0	3.3
チキンナゲット	13.9	1.2	14.9
●卵類			
うずら卵	(0.3)	(0)	0.3
鶏卵	0.3	0	0.4
●乳類・乳製品			
普通牛乳	4.7	(0)	4.8
クリーム（乳脂肪）	2.9	0	6.5
コーヒーホワイトナー（液状）	(1.7)	(0)	5.5
ヨーグルト（無糖）	3.9	(0)	4.9
ナチュラルチーズ（カマンベール）	0	(0)	0.9
ナチュラルチーズ（クリーム）	2.5	(0)	2.3
ナチュラルチーズ（パルメザン）	0	(0)	1.9
ナチュラルチーズ（マスカルポーネ）	3.6	(0)	4.3
ナチュラルチーズ（モッツァレラ）	0	(0)	4.2
プロセスチーズ	0.1	(0)	1.3
●調味料			
オリーブ油	*1.1	0	0
ごま油	*1.9	0	0
なたね油	*2.5	0	0
有塩バター	0.6	(0)	0.2

	利用可能炭水化物（単糖当量）	食物繊維総量	炭水化物
マーガリン	0.9	(0)	0.5
グラニュー糖	(104.9)	(0)	100
はちみつ	75.3	(0)	81.9
メープルシロップ	*66.3	(0)	66.3
ウスターソース	24.1	0.5	27.1
中濃ソース	26.9	1.0	30.9
お好み焼きソース	29.6	0.9	33.7
豆板醤	*4.1	4.3	7.9
濃口しょうゆ	1.6	(Tr)	7.9
薄口しょうゆ	2.6	(Tr)	5.8
塩	0	0	0
黒酢	*9.0	(0)	9.0
穀物酢	*2.4	(0)	2.4
米酢	*7.4	0	7.4
バルサミコ酢	(16.4)	(0)	19.4
りんご酢	(0.5)	(0)	2.4
すし酢	(8.6)	0	(14.3)
めんつゆ（ストレート）	*8.9	—	8.7
オイスターソース	*19.9	0.2	18.3
デミグラスソース	*11.0	—	11.0
甜麺醤	*35.0	3.1	38.1
ホワイトソース	(5.6)	0.4	9.2
ぽん酢しょうゆ	7.0	(0.3)	10.8
焼き肉のたれ	(28.4)	(0.4)	(32.3)
トマトケチャップ	(24.3)	1.7	27.6
マヨネーズ	(2.1)	(0)	3.6
フレンチドレッシング	(11.4)	0	(12.4)
和風ドレッシング（ノンオイルタイプ）	*17.2	0.2	16.1
ごまドレッシング	13.1	(0.8)	(15.0)
米みそ（甘みそ）	*33.3	5.6	37.9
カレールウ	38.1	6.4	44.7

	利用可能炭水化物（単糖当量）	食物繊維総量	炭水化物
みりん風調味料	39.9	(0)	55.7
粒入りマスタード	(5.1)	—	12.7
こしょう(白・粉)	(42.5)	—	70.1
おろししょうが	(5.1)	—	8.6
おろしにんにく	(1.3)	—	37.0
練りわさび	*41.2	—	39.8
●飲料			
日本酒	2.5	0	4.9
ビール（淡色）	Tr	0	3.1
ワイン（白）	(2.5)	—	2.0
ワイン（赤）	(0.2)	—	1.5
焼酎	0	(0)	0
ウイスキー	0	(0)	0
梅酒	20.7	0	20.7
甘酒	(18.3)	0.4	18.3
本みりん	26.8	—	43.2
スイートワイン	(12.2)	—	13.4
せん茶	*0.3	—	0.2
紅茶	*0.1	—	0.1
コーヒー	(0)	—	0.7
コーラ	(12.2)	—	11.4
トマトジュース	*3.3	0.7	4.0
野菜ミックスジュース	3.1	0.9	4.7
オレンジジュース（ストレート）	9.0	0.3	11.0
りんごジュース（ストレート）	10.8	Tr	11.8

引用文献一覧

第１章

1. 日本臨床 2003; 61(10): 1837-1843
2. JAMA Intern Med 2018; 178(8): 1098-1103
3. Diabetes Care 2006; 29(9): 2140-2157
4. 糖尿病 2013; 56(7): 409-412

第２章

1. JAMA 2017; 317(24): 2515-2523
2. JAMA 2006; 295(14): 1681-1687
3. BMJ Open Diabetes Res Care 2021; 9(1):e001923
4. Cardiovasc Diabetol 2021; 20(1): 15
5. Diabetes Care 2010; 33(10): 2169-2174
6. J Gerontol A Biol Sci Med Sci 2015; 70(9): 1097-1104
7. Metabolism 2018; 81: 25-34
8. Diabetes Obes Metab 2017; 19(10): 1479-1484
9. J Diabetes Investing 2015; 6(3): 289-294
10. N Engl J Med 2013; 369(2): 145-154
11. Diabetes Care 2014; 37(10): 2822-2829
12. J Bone Miner Res 2016; 31(1): 40-51
13. 日本人の食事摂取基準（2020 年度版）page70: 図 12
14. J Clin Endocrinol Metab 2009; 94(11): 4463-4471
15. J Diabetes Res 2017; 2017: 9634585
16. Diabetes Care 2018; 41(5): e76-e77
17. Ageing Res Rev 2017; 39: 46-58
18. JAMA Intern Med 2020; 180(11): 1491-1499
19. Cell 2014; 156(1-2):84-96
20. Nat Commun 2013; 4:1829
21. 国立健康・栄養研究所ホームページ（国民健康・栄養調査｜国立健康・栄養研究所（nibiohn.go.jp））（02.xlsx(live.com)）
22. Diabetes Care 2013: 36(11):3821-3842
23. Diabetes Care 2019; 42(5):731-754
24. Diabetology 2021; 2(2):51-64
25. Exerc Sport Sci Rev 2013; 41(3):169-173
26. Circulation 2011; 123: 2292-2333
27. JAMA 2015; 313(24): 2421-2422
28. EurHeart J 2013; 34: 1225-1232
29. Circulation 2002; 105(16): 1897-1903
30. Asia Pac J Clin Nutr 2011;20(2): 161-168
31. Diabetologia 2016; 59(3): 453-461
32. Diabet Med 1988; 5(1):13-21

第３章

1. J Alzheimers Dis 2009; 16(4): 677-685
2. Nutr Rev 2010; 68(7): 375-388
3. Nutr Metab Cardiovasc 2004; 14(6): 373-394
4. Diabetes Care 1994; 17(5): 519-522
5. Diabetes Care 2019; 42(5): 731-754
6. JAMA 2014; 312(12): 1218-1226
7. Nutrients 2018; 10(8): 1080
8. JAMA 2014; 312(23): 2531-2541
9. J Clin Invest 2009; 119(5): 1322-1334
10. Obesity (Silver Spring) 2024; 32(1): 12-22
11. Obesity (Silver Spring) 2014; 22(6): 1415-1421

著者紹介　**山田　悟**（やまだ・さとる）

慶應義塾大学医学部卒業。医学博士。北里大学北里研究所病院副院長、糖尿病センター長。「おいしく、楽しく食べて、健康に」をテーマにしたゆるやかな糖質制限「ロカボ」の提唱者。日本における糖質制限のトップドクターとして、多くの生活習慣病患者の生活習慣指導をしている。また、食品メーカーと低糖質食品の共同開発も行い、各種メディアでも多数取り上げられる。『糖質制限の真実　日本人を救う革命的食事法ロカボのすべて』（幻冬舎新書）、『北里大学北里研究所病院糖尿病センター長が教える 運動をしなくても血糖値がみるみる下がる食べ方大全』（文響社）など著書多数。

参考文献

『「緩やかな糖質制限」ハンドブック』山田 悟（著）、日本医事新報社

『糖質制限の真実 日本人を救う革命的食事法ロカボのすべて』山田 悟（著）、幻冬舎新書

『北里大学北里研究所病院糖尿病センター長が教える 運動をしなくても血糖値がみるみる下がる食べ方大全』山田 悟（著）、文響社

『挫折しない 緩やかな糖質制限ダイエット』山田 悟（著）、法研

STAFF

編集	坂尾昌昭（株式会社 G.B.）、中尾祐子
企画協力	山田サラ
執筆協力	阿部えり
本文デザイン	森田千秋（Q.design）
装丁	鶴田裕樹（アイル企画）
カバーイラスト	羽田創哉（アイル企画）
イラスト	PIXTA、こかちよ

眠《ねむ》れなくなるほど面白《おもしろ》い
図《ず》解《かい》 炭《たん》水《すい》化《か》物《ぶつ》の話《はなし》

2024年3月1日　第1刷発行

著　者　山田《やまだ》　悟《さとる》
発行者　吉田芳史
印刷所　株式会社光邦
製本所　株式会社光邦
発行所　株式会社日本文芸社
〒100-0003　東京都千代田区一ツ橋1-1-1 パレスサイドビル8F
TEL 03-5224-6460（代表）
内容に関するお問い合わせは小社ウェブサイト
お問い合わせフォームまでお願いいたします。
URL https://www.nihonbungeisha.co.jp/

Printed in Japan 112240216-112240216 Ⓝ01　(300072)
ISBN978-4-537-22189-3

（編集担当：萩原）